# 耐药革兰氏阴性菌感染
# 诊疗手册

## 第2版

国家卫生健康委合理用药专家委员会　组织编写 ◉

| | |
|---|---|
| **名誉主编** | 钟南山　刘又宁　倪语星 |
| **主　　编** | 王明贵 |
| **副 主 编** | 徐英春　俞云松　黄晓军　邱海波<br>施　毅 |
| **学术秘书** | 杨　帆 |
| **编　　委** | （以姓氏笔画为序） |

王　辉　　王　椿　　王　睿　　王明贵

吕　媛　　吕晓菊　　任建安　　刘正印

杨　帆　　邱海波　　张　菁　　陈佰义

陈勇川　　陈德昌　　卓　超　　郑　波

宗志勇　　胡付品　　胡必杰　　俞云松

施　毅　　徐英春　　黄晓军　　管向东

瞿介明

人民卫生出版社

·北　京·

**图书在版编目（CIP）数据**

耐药革兰氏阴性菌感染诊疗手册 / 国家卫生健康委合理用药专家委员会组织编写 . —2 版 . —北京：人民卫生出版社，2022.5（2024.5 重印）

ISBN 978-7-117-33050-3

Ⅰ . ①耐… Ⅱ . ①国… Ⅲ . ①抗药性 – 革兰氏阴性细菌 – 诊疗 – 手册 Ⅳ . ①R375-62

中国版本图书馆 CIP 数据核字（2022）第 059870 号

| | | |
|---|---|---|
| **人卫智网** | **www.ipmph.com** | 医学教育、学术、考试、健康，购书智慧智能综合服务平台 |
| **人卫官网** | **www.pmph.com** | 人卫官方资讯发布平台 |

**耐药革兰氏阴性菌感染诊疗手册**

Naiyao Gelanshi Yinxingjun Ganran Zhenliao Shouce

第 2 版

**组织编写：** 国家卫生健康委合理用药专家委员会
**出版发行：** 人民卫生出版社（中继线 010-59780011）
**地　　址：** 北京市朝阳区潘家园南里 19 号
**邮　　编：** 100021
**E - mail：** pmph @ pmph.com
**购书热线：** 010-59787592　010-59787584　010-65264830
**印　　刷：** 三河市潮河印业有限公司
**经　　销：** 新华书店
**开　　本：** 850×1168　1/32　印张：6.5
**字　　数：** 144 千字
**版　　次：** 2015 年 8 月第 1 版　　2022 年 5 月第 2 版
**印　　次：** 2024 年 5 月第 4 次印刷
**标准书号：** ISBN 978-7-117-33050-3
**定　　价：** 38.00 元

打击盗版举报电话：010-59787491　E-mail：WQ @ pmph.com
质量问题联系电话：010-59787234　E-mail：zhiliang @ pmph.com
数字融合服务电话：4001118166　E-mail：zengzhi @ pmph.com

# 序

　　细菌耐药率的迅猛上升是一个全球性问题,其中革兰氏阴性菌的耐药问题尤为突出。在我国,革兰氏阴性菌占所有临床分离菌的比例高于 70%;大肠埃希菌对头孢噻肟或头孢曲松耐药(产超广谱 β- 内酰胺酶)以及对喹诺酮类药物耐药的比例均高于 50%;在部分地区,对碳青霉烯类耐药的鲍曼不动杆菌检出率高达70% 以上;碳青霉烯类耐药肺炎克雷伯菌的检出率也呈快速上升的趋势。耐药革兰氏阴性菌所致的感染治疗困难,可造成大量医疗资源的消耗,导致感染的病死率上升。

　　细菌耐药性的快速上升让人类措手不及,对于广泛耐药及全耐药细菌的感染甚至有可能面临无药可用的境地。目前临床抗耐药菌治疗常用现有抗菌药物的联合用药、增加给药剂量、延长某些药物的滴注时间等方法来解决,一些有明显不良反应的老药如多黏菌素不得不重新用于临床,但这些耐药菌感染的抗菌治疗方案尚需要更多的临床研究资料予以支持。

　　针对以上现状,国家卫生健康委合理用药专家委员会组织我国专家修订这本手册是十分必要的,对临床医师提高耐药菌感染的诊断与治疗水平将起着重要的作用。浏览本手册,我发现其主要特点:一是编写阵容强大。参与本手册编写的编者均为活跃在临床一线的与感染病诊治相关的多学科专家,包括临床专家、临床微生物学专家、临床药理学专家,多学科的交融必将产生智慧的火花。二是内容新颖实用。编者查阅了大量的文献资料,结合各自丰富的临床经验,以抗菌药物为主线,着重围绕临床上耐药革兰氏阴性菌感染的用药指征、用药原则及联合用药等进行阐述,观点明确,简单扼要。三是方便使用。手册是一种受欢迎的载体,便于临床医师携带,以备随时查阅。

本手册首次出版后受到细菌、真菌感染诊疗相关学科专业人员的热烈欢迎,多次重印。感谢各位编者为本手册付出的辛勤劳动,此次修订又对内容进行了认真地更新,期待本手册能在提高我国感染病诊治水平、促进抗菌药物合理应用等方面起到更大的作用!

中国工程院院士
广州呼吸健康研究院主任
国家呼吸系统疾病临床医学研究中心主任

2022 年 2 月 6 日

# 前　言

　　细菌耐药是一个全球性的卫生问题。针对细菌耐药问题,全球都积极做出了一系列的应对措施,而临床耐药菌感染患者的及时、有效的诊治是最为直接的临床迫切需求。临床上,耐药革兰氏阴性菌的问题尤为突出,碳青霉烯类耐药革兰氏阴性菌感染可以选用的药物很少,而且这类患者往往有各类基础疾病,治疗困难,病死率高。

　　本手册紧紧围绕着"耐药"与"革兰氏阴性菌"两个主题词,对临床最为棘手的耐药革兰氏阴性菌感染的诊断与治疗进行阐述,耐药革兰氏阳性菌感染请参照同期再版的《耐药革兰氏阳性菌感染诊疗手册》。本手册涉及的"耐药"菌包括多重耐药(multidrug-resistant,MDR)(如产超广谱β-内酰胺酶的肠杆菌目细菌)、广泛耐药(extensively drug-resistant,XDR)及全耐药(pandrug resistance,PDR)的革兰氏阴性菌。基于全基因组系统发育树数据,2016年国际上对肠杆菌科进行了重新分类,肠杆菌目下包含7个科,虽然临床分离菌中肠杆菌科细菌占绝大多数,但一些原属于肠杆菌科的菌种被划归到了其他科,因而在叙述革兰氏阴性菌时,国际上多用"肠杆菌目"替代"肠杆菌科",因此,此次再版将第1版书稿中的"肠杆菌科细菌(Enterobacteriaceae)"名称改为"肠杆菌目细菌(Enterobacteriales)"。

　　本手册的内容涉及临床微生物学、临床药理学、临床感染病诊治及医院感染控制等多学科内容,包括革兰氏阴性菌的耐药性变迁、耐药机制及实验室检测;耐药革兰氏阴性菌感染的常用抗菌药物及给药方案;耐药革兰氏阴性菌感染的病原治疗及各系统感染的诊断与治疗;医院感染的预防与控制。

本手册力求做到"实用"与"先进"的统一,手册的读者定位是从事感染病诊治的临床一线医药工作者,为感染病的临床诊治服务,所以实用很重要。因为广泛耐药及全耐药细菌感染是近年来临床出现的新现象,这些感染可选的抗菌药物有限,抗菌治疗方案不确定性高,临床资料缺乏,本手册尽可能将近年来国内外有关耐药革兰氏阴性菌感染的新进展展现出来,以供临床实践验证。近5年有多个对耐药革兰氏阴性菌有效的抗菌药物进入临床使用,此次再版对已在国内上市及预期近年能上市的治疗耐药革兰氏阴性菌的抗菌药物也进行了叙述。

编写本手册文献资料的引用遵循"立足国内,放眼全球"的原则,有可靠的国内数据可引用的尽量引用国内数据,以更好地反映国内情况,如细菌耐药性数据主要引自国内的耐药监测网;阐述国内有特色的治疗耐药菌感染的抗菌方案,如以头孢哌酮 - 舒巴坦为基础的联合方案治疗 XDR 鲍曼不动杆菌感染。虽然治疗广泛耐药和全耐药细菌感染的大规模和 / 或前瞻性临床试验资料缺乏,但体外的研究资料、小规模和 / 或回顾性临床资料近年来国内外报道较多,写作过程中尽量予以参考、引用。

本手册第 1 版于 2015 年 9 月出版,受到读者的热烈欢迎,出版后至 2022 年的 7 年间,已印刷 11 次。感谢各位编委的辛勤付出,本手册的编委均为活跃在临床一线的专家,临床医疗工作繁忙,但均以认真负责的态度参与手册的编写以及本次再版书稿的更新。特别感谢国家卫生健康委合理用药专家委员会为本手册编写及此次再版所付出的大量组织工作。

　　此手册对临床耐药菌的诊断、治疗及抗菌药物的合理应用有所帮助是编者的最大心愿。本手册肯定还存在许多不足之处,并且新的耐药现象将不断出现,治疗耐药菌感染的新抗菌药物及治疗方案也一直在更新,希望各位读者能多多提出宝贵的意见和建议。

编者

2022 年 2 月 18 日

# 目 录

# 第一章 革兰氏阴性菌的耐药变迁及耐药机制

## 第一节 革兰氏阴性菌的耐药变迁

大肠埃希菌、肺炎克雷伯菌、铜绿假单胞菌和鲍曼不动杆菌等革兰氏阴性菌是医院感染的重要致病菌，常表现为对多种抗菌药物耐药，严重影响抗感染治疗效果及患者的预后。革兰氏阴性菌耐药性问题日趋严重，临床上对于某些耐药菌感染的治疗方法极为有限。碳青霉烯类药物曾被认为是治疗多重耐药革兰氏阴性菌感染的最后一道防线，但随着碳青霉烯类耐药菌株尤其是肺炎克雷伯菌和鲍曼不动杆菌检出率的快速上升，使当前临床抗感染治疗愈加困难。革兰氏阴性细菌的耐药变迁主要集中于以头孢噻肟和头孢他啶为代表的第三代头孢菌素、以头孢吡肟为代表的第四代头孢菌素、β-内酰胺类与酶抑制剂的复合制剂、碳青霉烯类、以阿米卡星为代表的氨基糖苷类以及以环丙沙星为代表的喹诺酮药物。掌握这些抗菌药物的耐药动态数据，对于临床经验性治疗的抗菌药物选择极为重要。本节主要对临床革兰氏阴性菌的耐药变迁进行分析，包括肠杆菌目细菌及非发酵糖细菌。

### 一、肠杆菌目细菌

临床常见的肠杆菌目细菌有大肠埃希菌、肺炎克雷伯菌、肠杆菌属、变形杆菌属和沙门菌属等。产生β-内酰胺酶是肠杆菌目细菌最主要的耐药机制，且以

产超广谱 β- 内酰胺酶（extended-spectrum β-lactamase，ESBL）菌、产头孢菌素酶（cephalosporinas，简称 AmpC 酶）菌和产碳青霉烯酶的肠杆菌目细菌流行病学备受临床关注。此部分介绍我国临床分离的肠杆菌目细菌对各类常用抗菌药的耐药变迁，同时对产生上述 3 种 β- 内酰胺酶的细菌的特征进行分析，并与其他国家数据进行比较。

## （一）肠杆菌目细菌对抗菌药的耐药变迁

无论是全国细菌耐药监测网（China Antimicrobial Resistance Surveillance System，CARSS，http://www.carss.cn/），还是中国细菌耐药监测网（China Antimicrobial Surveillance Network，CHINET，https://www.chinets.com/Data/GermYear）数据显示，2005—2020 年的连续 16 年间，从我国大肠埃希菌和肺炎克雷伯菌对常用抗菌药物的耐药变迁可见，大肠埃希菌对头孢噻肟和环丙沙星的耐药率维持在 40%~70%，2005—2020 年波动于 60% 左右，耐药水平居于高位；对头孢他啶和头孢吡肟的耐药率从 2009 年开始上升，2013 年已近 30%，到 2020 年呈平稳略下降趋势。其耐药变迁的原因为，以产 CTX-M-15 型 ESBL 为代表的大肠埃希菌产生的对头孢他啶具有水解活性的 ESBL 比例上升，尤其在 2014 年美国临床和实验室标准化协会（Clinical and Laboratory Standard Institute，CLSI）降低了头孢吡肟对肠杆菌目细菌的敏感折点，使头孢吡肟的敏感率进一步降低。大肠埃希菌对阿米卡星、头孢哌酮 - 舒巴坦和哌拉西林 - 他唑巴坦的耐药率在 16 年（2005—2020 年）间都波动在 5% 左右，对亚胺培南的耐药率维持在 1% 左右，这些药物是临床经验性用药的优选药物。大肠埃希菌对替加环素、多黏菌素 B 的耐药率维持在 1% 左右，仍可作为广泛耐药（extensively drug-resistant，XDR）

肠杆菌目细菌感染的最后防线。大肠埃希菌对常用抗菌药物的耐药变迁见图 1-1。

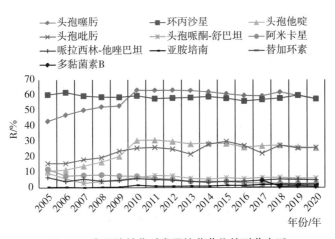

**图 1-1 大肠埃希菌对常用抗菌药物的耐药变迁**

肺炎克雷伯菌对抗菌药物的耐药变迁略不同于大肠埃希菌。CHINET 数据现显示,2011—2014 年肺炎克雷伯菌对多数抗菌药物的耐药率略呈下降趋势,自 2015 年起又呈上升趋势。肺炎克雷伯菌对阿米卡星和哌拉西林 - 他唑巴坦的耐药率波动在 10%~30%,是经验性治疗药物的选择。肺炎克雷伯菌对头孢吡肟、头孢哌酮 - 舒巴坦、环丙沙星的耐药率为 30%~40%。对碳青霉烯类耐药是肺炎克雷伯菌的突出耐药问题。CHINET 监测数据显示,肺炎克雷伯菌对亚胺培南的耐药性从 2009 年开始明显上升,到 2021 年上半年耐药率达 24.5%。肺炎克雷伯菌对替加环素和多黏菌素 B 的耐药率为 1%~6%(多黏菌素 B 和替加环素的耐药监测自 2015 年开始),整体趋于平稳。肺炎克雷伯菌对常用抗菌药物的耐药变迁见图 1-2。

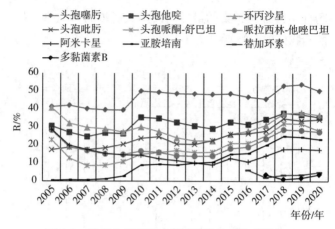

图 1-2　肺炎克雷伯菌对常用抗菌药物的耐药变迁

## （二）肠杆菌目细菌产 β- 内酰胺酶情况

1. ESBL　ESBL 在大肠埃希菌和肺炎克雷伯菌中最常见。各个国家和地区产 ESBL 细菌的流行情况具有较大的差异。日本、荷兰等国家产 ESBL 细菌的检出率很低，而印度、俄罗斯等国家有高达 50% 以上的克雷伯菌属细菌产 ESBL。我国 2005—2020 年的耐药性监测资料显示，中国大陆地区三甲医院产 ESBL 大肠埃希菌的检出率为 51.9%~61.7%，近几年呈缓慢下降趋势；产 ESBL 肺炎克雷伯菌的检出率为 40.6%~52.2%，呈缓慢下降趋势；产 ESBL 奇异变形杆菌的检出率为 16.0%~39.0%，见图 1-3。碳青霉烯类耐药机制如产 KPC-2 酶、膜蛋白缺失等常见于肺炎克雷伯菌，这些机制可掩盖 ESBL 表型的检出，导致常规药敏试验检测肺炎克雷伯菌中的 ESBL 时出现假阴性结果。

2010 年版 CLSI（简称 CLSI 2010）修订了肠杆菌目细菌对部分头孢菌素类抗生素和氨曲南的敏感折点，并建议不再进行 ESBL 筛选和确认试验，因此目前有些医院的检验报告单中不再报告 ESBL 检测结果。一

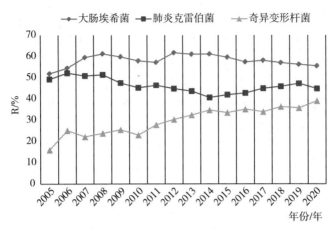

**图 1-3　肠杆菌目细菌 ESBL 检出率的变迁**

般而言,采用 CLSI 2010 以后的药敏判读标准,对头孢呋辛、头孢噻肟或头孢曲松耐药,对头孢西丁敏感的菌株,多为 ESBL 产生菌。一旦确认为 ESBL 产生菌,即使在体外对其他三代头孢菌素敏感,仍可能在临床治疗时失败。

产 ESBL 菌除对 β-内酰胺类抗生素耐药以外,还对其他种类的抗菌药物如氟喹诺酮类耐药,呈现出多重耐药模式;其中约 85% 的菌株对环丙沙星耐药,约 50% 的菌株对庆大霉素耐药,阿米卡星的耐药率在 20% 以内,是联合用药的选择。

产 ESBL 肠杆菌目细菌通常对碳青霉烯类药物敏感。ESBL 不会使非内酰胺类制剂(如环丙沙星、复方新诺明、庆大霉素)失活。然而,携带 ESBL 基因的细菌通常含有额外的基因或基因突变,这些突变可介导对各种抗生素的耐药性。社区获得的产 ESBL 肠杆菌目细菌比例增多是产 ESBL 菌流行病学的新特点。我国关于社区获得的产 ESBL 菌流行病学资料较为匮乏,华东地区 19 家医院的流行病学数据显示,2017 年 11

月至 2019 年 8 月社区获得性尿路感染的大肠埃希菌中 ESBL 的检出率为 39.3%。2012 年,一组来源于我国 24 个省市共 30 所医院的大肠埃希菌 ESBL 流行病学数据显示,社区获得性 ESBL 和医院获得性 ESBL 大肠埃希菌的原发感染类型相似,约 50% 产 ESBL 大肠埃希菌来源于尿路感染,20% 来源于血流感染。

2. AmpC 酶　产 AmpC 酶菌主要包含以阴沟肠杆菌为代表的肠杆菌属细菌和铜绿假单胞菌,通常呈诱导表达;大肠埃希菌和肺炎克雷伯菌常由质粒 AmpC 酶基因介导耐药,呈持续高水平表达。产 AmpC 酶菌的特点是对头霉素类(头孢西丁)和第一代至第三代头孢菌素耐药,对头孢吡肟敏感。但是由于部分细菌可同时产 AmpC 酶和 ESBL,因此可导致对头霉素类、第三代和第四代头孢菌素均耐药,仅对碳青霉烯类高度敏感。我国系统的流行病学资料则较为匮乏。孙宏莉等对全国 10 家教学医院肠杆菌目细菌的流行病学调查显示,AmpC 酶阳性率为 13.3%(149/1 157),其中阴沟肠杆菌、大肠埃希菌、肺炎克雷伯菌的阳性率较高。AmpC 阳性菌株除对亚胺培南敏感外,对其他 β- 内酰胺类药物的耐药率超过 50%,同时产 ESBL 菌株对其他 β- 内酰胺类药物的耐药率则超过 70%,均显著高于非产酶株。

3. 碳青霉烯酶　碳青霉烯类耐药肠杆菌目细菌(carbapenem-resistant enterobacteriaceae,CRE)的出现是近年肠杆菌目细菌耐药的新特点,主要耐药机制为细菌产碳青霉烯酶,该类酶包括 A 类 KPC 酶,B 类金属酶 IMP、VIM 和 NDM-1,D 类 OXA-48 型碳青霉烯酶。KPC-2 是最常见的碳青霉烯酶,在大肠埃希菌、肺炎克雷伯菌、黏质沙雷菌和奇异变形杆菌等肠杆菌目细菌中均有发现,以长江三角洲地区报道最多。据 CHINET

数据显示,肺炎克雷伯菌对碳青霉烯类药物(亚胺培南)的耐药率由 2009 年的 2.9% 上升至 2020 年的 20%多(图 1-2)。我国临床分离的碳青霉烯类耐药肺炎克雷伯菌以产 KPC-2 型酶为主。

产碳青霉烯酶菌株常同时产 ESBL 和 AmpC 酶等 β-内酰胺酶,某些菌株甚至同时合并有外膜蛋白缺失,导致 CRE 对大多数抗菌药物高度耐药,常为广泛耐药(XDR)或全耐药(pandrug resistance,PDR)。胡付品等对全国 36 家医院 CRE 的流行病学调查显示,CRE 除对多黏菌素、替加环素和头孢他啶-阿维巴坦的耐药率小于 40%,对其他药物的耐药率均介于 49.6%~100%。据 CHINET(2019 年)资料显示,CRE 除对阿米卡星和复方磺胺甲噁唑的耐药率为 50% 左右外,对其他药物的耐药率均介于 70%~100%。

在美国发现的碳青霉烯酶包括 KPC-2、KPC-3、NDM、VIM、IMP 和 OXA-48。产 IMP 型碳青霉烯酶的肠杆菌目细菌报道见于日本(IMP-1)、澳大利亚(IMP-4)、巴西和新加坡(IMP-1)。在中国,胡付品等收集了 2016—2018 年全国 24 个省市 36 家医院临床分离的 CRE 分析,97.1% 菌株为产碳青霉烯酶,其中 KPC-2 占 51.6%,主要见于肺炎克雷伯菌(64.6%);NDM 占 35.7%,主要见于大肠埃希菌(96.0%)。CRE 成人株的 KPC 占比为 70.3%,儿童 CRE 株以 NDM、KPC 和 OXA-48 的占比 49.0%、35.1% 和 13.3%。

## 二、非发酵糖细菌

### (一)鲍曼不动杆菌

鲍曼不动杆菌可在医疗机构环境和人体表面定植,为医院获得性感染的主要病原体之一。该菌表现出强大的获得各类抗菌药物相关耐药基因的能力,其耐药机制包括产多种 β-内酰胺酶（如 ESBL、AmpC 酶、OXA、NDM-1）、外膜通透性低、主动外排系统等，导致对临床常用抗菌药物如 β-内酰胺类、氨基糖苷类、喹诺酮类等呈现出多重耐药或广泛耐药的特性，已经成为我国耐药性最严重的菌种。CHINET 的数据显示，我国碳青霉烯类耐药鲍曼不动杆菌检出率从 2005 年的 30% 上升至 2020 年的 70% 以上，如图 1-4 所示，且 60% 以上的菌株呈多重耐药模式。2020 年，鲍曼不动杆菌对头孢他啶、头孢吡肟、哌拉西林 - 他唑巴坦、亚胺培南的耐药率都超过 60%。对替加环素和多黏菌素 B 的耐药率在 10% 以下。

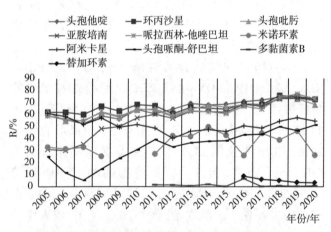

图 1-4　鲍曼不动杆菌对常用抗菌药物的耐药变迁

产 OXA-23 酶是鲍曼不动杆菌对碳青霉烯类耐药的主要机制，俞云松等发现 $bla_{OXA-23}$-*like* 基因在碳青霉烯类耐药株的检出率高达 96.5%，且这些菌株绝大多数为多重耐药株，并属于优势克隆 CC92。

值得注意的是，血流感染的鲍曼不动杆菌比例近年也呈上升趋势，据 CHINET 报道，鲍曼不动杆菌在血流感染中的分离率已由 2009 年的 2.7% 增加至 2020 年的 2.9%。2020 年，全国细菌耐药监测网监测全国 1 300 余所医院的数据显示，血液标本分离的鲍曼不动杆菌对亚胺培南耐药率为 45.0%，其耐药发生后患者死亡率高达 29.8%~58.6%，为临床治疗带来了严峻的挑战。

### （二）铜绿假单胞菌

约 10% 的院内感染由铜绿假单胞菌引起，该菌对多种抗菌药物表现为天然或获得性耐药，临床治疗十分困难。中国医院内感染的抗菌药物耐药监测计划（Chinese Antimicrobial Reisitance Sruveillance of Nosocomial infections，CARES）监测 2007—2016 年的 10 年医院获得性肺炎（hospital-acquired pneumonia，HAP）结果显示，铜绿假单胞菌（*Pseudomonas aeruginosa*，PA）是仅次于鲍曼不动杆菌的第 2 位致病菌（20.1%）。HAP 中多重耐药铜绿假单胞菌（multidrug-resistant *Pseudomonas aeruginosa*，MDR-PA）比例较高，碳青霉烯类耐药 PA（carbapenem resistant *Pseudomonas aeruginosa*，CRPA）在 10 年期间相对稳定（36.6%~44.8%），呼吸机相关性肺炎（ventilator associated pneumonia，VAP）患者的 MDR-PA 高于 HAP。2020 年美国感染性疾病学会（Infectious Diseases Society of America，IDSA）《抗菌药物耐药革兰氏阴性菌感染治疗指南》重新定义 "难治" 耐药性 PA（difficult-to-treat resistance PA，DTR-PA），指对以下所有药物不敏感的 PA：哌拉西林 - 他唑巴坦、头孢他啶、头孢吡肟、氨曲南、美罗培南、亚胺培南 - 西司他丁、环丙沙星和左氧氟沙星。该定义更贴近临床治疗角度。

我国 CHINET 数据显示，2005—2020 年铜绿假单胞菌的检出率呈下降趋势，自 2005 年的 17.4% 下降至 2020 年的 11%，且主要分离于下呼吸道。CARSS 数据也显示,全国三级医院主要细菌构成中铜绿假单胞菌位居革兰氏阴性菌的第 3 位(9.41%~9.58%)。

CHINET 连续 16 年的耐药监测资料显示,铜绿假单胞菌对抗菌药的耐药率趋于平稳,呈缓慢下降趋势,对碳青霉烯的耐药率介于 20%~30%,对阿米卡星、头孢哌酮 - 舒巴坦、头孢他啶、环丙沙星、哌拉西林 - 他唑巴坦和多黏菌素 B 的耐药率相对较低,MDR 株比例约 40%~50%,XDR 株比例在 1%~2%,如图 1-5 所示。

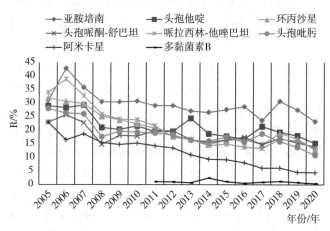

图 1-5  铜绿假单胞菌对常用抗菌药物的耐药变迁

2015 年首先经美国食品药品管理局(Food and Drug Administration,FDA)批准于美国上市的头孢洛扎 - 他唑巴坦、头孢他啶 - 阿维巴坦也已有部分研究报道,Van 等的总结结果显示 86%~95% 的临床菌株对头孢洛扎 - 他唑巴坦敏感,60%~80% 耐头孢他啶和耐美罗培南的菌株对头孢洛扎 - 他唑巴坦仍敏感;84%~97% 铜绿假单胞菌株对头孢他啶 - 阿维巴坦敏感。铜绿假单胞菌对头孢洛扎 - 他唑巴坦和头孢他啶 - 阿维巴坦的耐药率分别波动在 5%~14% 和 3%~16%。

铜绿假单胞菌常存在适应性耐药,主要指调控基因受宿主的环境刺激从而改变耐药基因的表达,导致细菌在宿主体内的耐药性和体外药敏试验检测结果不一致,临床使用体外敏感药物也难于有效,使临床面临难治疗、难清除病原菌的困境。

**(三)嗜麦芽窄食单胞菌**

嗜麦芽窄食单胞菌广泛存在于土壤、植物、人和动物体表及医院环境中,属条件致病菌。CHINET 资料显示,2005—2020 年间该菌占所有检测出的革兰氏阴性菌的 4.0%~5.0%,居于第 5~8 位。

嗜麦芽窄食单胞菌对碳青霉烯类药物天然耐药,临床可使用的抗菌药品种少。CHINET 资料显示,2005—2020 年间嗜麦芽窄食单胞菌对米诺环素的耐药率最低,为 1%~4%;对左氧氟沙星和复方磺胺甲噁唑(甲氧苄啶 - 磺胺甲噁唑,TMP-SMZ)的耐药率为 5%~20%。嗜麦芽窄食单胞菌对常用抗菌药物的耐药变迁如图 1-6 所示。

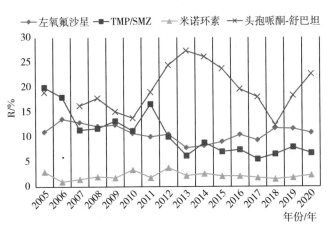

图 1-6　嗜麦芽窄食单胞菌对常用抗菌药物的耐药变迁

生物被膜的形成是新发现的嗜麦芽窄食单胞菌的耐药机制,嗜麦芽窄食单胞菌借助生物被膜不仅可以黏附于医用材料(如气管插管)上,也可黏附于组织细胞上,长期定植于人体内,是慢性感染反复发作的主要原因。

## ▶ 参考文献

[1] Clinical and Laboratory Standards Institute. Performance standards for antimicrobial susceptibility testing: Thirty informational supplement, 2020, M100S, 30[th]ed.

[2] QUAN J, DAI H, LIAO W, et al. Etiology and prevalence of ESBLs in adult community-onset urinary tract infections in East China: A prospective multicenter study. J Infect. 2021 Aug; 83 (2): 175-181. doi: 10.1016/j.jinf.2021.06.004. Epub 2021 Jun 9.

[3] XIA S, FAN X, HUANG Z, et al. Dominance of CTX-M-type extended-spectrum β-lactamase(ESBL)-producing Escherichia coli isolated from patients with community-onset and hospital-onset infection in China. PLoS One, 2014, 9(7): e100707.

[4] 孙宏莉,宁永忠,廖康,等. 全国 10 所教学医院产 ESBL 和质粒 AmpC 酶大肠埃希菌及肺炎克雷伯菌的研究. 中国感染与化疗杂志, 2007, 7(5): 323-329.

[5] HAN R, SHI Q, WU S, et al. Dissemination of Carbapenemases (KPC, NDM, OXA-48, IMP and VIM) Among Carbapenem-Resistant Enterobacteriaceae Isolated From Adult and Children Patients in China. Front Cell Infect Mi, 2020, 10: 314.

[6] LI SG, LIAO K, SU DH, et al. Analysis of pathogen spectrum and antimicrobial resistance of pathogens associated with hospital-acquired infections collected from 11 teaching hospitals in 2018. Zhonghua YiXue ZaZhi. 2020 Dec 22; 100(47): 3775-3783.

［7］TAMMA PD,AITKEN SL,BONOMO RA,et al. Infectious Diseases Society of America Guidance on the Treatment of Extended-Spectrum β-lactamase Producing Enterobacterales（ESBL-E）,Carbapenem-Resistant Enterobacterales（CRE）,and Pseudomonas aeruginosa with Difficult-to-Treat Resistance（DTR-P. aeruginosa）. Clin Infect Dis. 2021 Apr 8;72（7）:e169-e183. doi:10.1093/cid/ciaa1478. PMID:33106864.

［8］VAN DUIN D,BONOMO RA. Ceftazidime/Avibactam and Ceftolozane/Tazobactam:Second-generation β-Lactam/β-Lactamase Inhibitor Combinations. Clin Infect Dis. 2016;63（2）:234-241.

（卓　超　胡付品）

# 第二节　革兰氏阴性菌的耐药机制

细菌对抗菌药物的耐药性可分为天然耐药和获得性耐药,前者是指某一种属的细菌由于其结构和生理的特殊性而对某种抗菌药物的固有耐药,如嗜麦芽窄食单胞菌对碳青霉烯类药物天然耐药;而获得性耐药则是由于细菌发生基因突变或获得外源性耐药基因。细菌可以通过产生灭活酶或钝化酶、改变抗菌药物的作用靶位、降低外膜通透性、主动外排系统高表达等多种机制获得耐药性。

## 一、药物灭活酶或钝化酶的产生

细菌可产生多种灭活酶或钝化酶作用于抗菌药物,使药物失去抗菌活性。革兰氏阴性菌常见的灭活酶或钝化酶包括β-内酰胺酶、氨基糖苷类钝化酶、四环素类灭活酶、磷霉素灭活酶、氯霉素乙酰转移酶等。

## （一）β-内酰胺酶

革兰氏阴性菌对 β-内酰胺类药物最主要的耐药机制是产生多种 β-内酰胺酶，它可与药物分子结构中的 β-内酰胺环结合并使之打开，从而使抗菌药物失活。目前已发现 1 000 多种 β-内酰胺酶，主要采用 Ambler 和 Bush-Jacoby 两种方法分类。Ambler 分类是根据 β-内酰胺酶的结构将 β-内酰胺酶分为 A、B、C、D 四类。其中 A、C、D 类酶的活性部位需要丝氨酸，为丝氨酸酶；B 类酶需要二价金属离子（$Zn^{2+}$）存在才能发挥活性，故又称为金属酶。Bush-Jacoby 分类则根据 β-内酰胺酶的功能将其分为 1 群头孢菌素酶、2 群青霉素酶、3 群金属酶（碳青霉烯酶）和 4 群不确定酶。临床最重要的 β-内酰胺酶是超广谱 β-内酰胺酶（ESBL）、AmpC 酶和碳青霉烯酶。临床革兰氏阴性菌产生的主要 β-内酰胺酶见表 1-1 所示。

表 1-1　临床革兰氏阴性菌产生的主要 β-内酰胺酶

| Ambler 分类 | 代表性酶 | 常见细菌 |
| --- | --- | --- |
| A 类 | ESBL：CTX-M、SHV、TEM | 大肠埃希菌、克雷伯菌属、奇异变形杆菌 |
| | 丝氨酸碳青霉烯酶：KPC | 肺炎克雷伯菌、大肠埃希菌、产酸克雷伯菌、黏质沙雷菌、肠杆菌属、弗劳地柠檬酸杆菌 |
| B 类 | 金属 β-内酰胺酶：NDM、IMP、VIM、GIM | 肺炎克雷伯菌、大肠埃希菌、产酸克雷伯菌、黏质沙雷菌、肠杆菌属、弗劳地柠檬酸杆菌、不动杆菌属、铜绿假单胞菌 |

续表

| Ambler 分类 | 代表性酶 | 常见细菌 |
|---|---|---|
| C 类 | 头孢菌素酶（AmpC）：CMY、DHA、ACT、MOX、EBC、FOX | 染色体介导的 AmpC：肠杆菌属、弗劳地柠檬酸杆菌、黏质沙雷菌、摩氏摩根菌、斯氏普鲁威登菌 |
| | | 质粒介导的 AmpC：肺炎克雷伯菌、大肠埃希菌、肠炎沙门菌 |
| D 类 | 丝氨酸碳青霉烯酶：OXA | OXA-48 见于肠杆菌目细菌；OXA-23、OXA-24、OXA-51、OXA-58、OXA-143 见于不动杆菌属 |

ESBL 主要由多种肠杆菌目细菌产生，能够水解青霉素类、头孢菌素类和单环类抗生素，但不能水解碳青霉烯类和头霉素类，其活性可被酶抑制剂抑制。ESBL 多由质粒介导，主要酶型包括 CTX-M、SHV、TEM、OXA 等，氨基酸替代可产生多种亚型。CTX-M 最为常见，根据氨基酸序列可分为 5 个主要类群：CTX-M-1、CTX-M-2、CTX-M-8、CTX-M-9 和 CTX-M-25。已出现对酶抑制剂耐药的 CTX-M，如 CTX-M-190 和 CTX-M-199。

AmpC 酶由染色体或质粒介导，几乎所有的革兰氏阴性杆菌都可产生染色体介导的 AmpC 酶，最常见于肠杆菌属和柠檬酸杆菌属等。AmpC 酶能够水解第一代至第三代头孢菌素类（包括超广谱头孢菌素）和青霉素类，不能水解第四代头孢菌素和碳青霉烯类，耐受克拉维酸、舒巴坦和他唑巴坦等酶抑制剂，可被阿维巴坦等新的酶抑制剂所抑制。通常 AmpC 酶表达水平较低，诱导表达后可介导广谱头孢菌素耐药。质粒介导的AmpC酶主要包括CMY、FOX、DHA、MOX、LAT、MIR和ACT等，国际上以CMY型多见，我国以DHA型和ACT型为主。高产AmpC酶联合孔蛋白缺失的菌株可能会导致碳青霉烯类抗生素耐药。

碳青霉烯类是治疗其他β-内酰胺类耐药的革兰氏阴性菌感染的最后一道防线，而碳青霉烯酶的出现无疑给临床治疗带来了巨大的挑战。碳青霉烯酶能水解碳青霉烯类及其他几乎所有的β-内酰胺类抗生素，包括青霉素、头孢菌素、头霉素类等，并对多数酶抑制剂耐受。更为严重的是，携带碳青霉烯酶基因质粒的耐药菌存在潜在的暴发和传播的风险。临床常见的碳青霉烯酶包括A类（如KPC）、B类（如NDM、IMP、VIM等）和D类（如OXA-48、OXA-23和OXA-51等）。

A类碳青霉烯酶主要包括KPC、GES、IMI、SME等，可水解几乎所有的β-内酰胺类抗生素。KPC-2是我国最常见的碳青霉烯酶，主要由质粒编码，多见于肺炎克雷伯菌。编码KPC酶的肺炎克雷伯菌已在世界各地暴发，在我国主要的流行克隆为ST11型。新型β-内酰胺酶抑制剂阿维巴坦（Avibactam）、瑞来巴坦（Relebactam）、法硼巴坦（Vaborbactam）可抑制KPC酶的活性。

临床上较为常见的金属β-内酰胺酶为NDM、IMP和VIM，几乎可以水解所有的β-内酰胺类抗生素，但对氨曲南无水解活性，且金属酶活性不能被β-内酰胺酶抑制剂抑制，但可以被乙二胺四乙酸（EDTA）抑制。柠檬酸NDM酶大多由肠杆菌目细菌和假单胞目不动杆菌属细菌产生，特别是大肠埃希菌和鲍曼不动杆菌。编码NDM的基因常位于质粒上，具有水平转移能力，可能导致多重耐药菌株的蔓延。IMP和VIM基因常位于整合子元件中,主要由铜绿假单胞菌编码产生,但已播散至肺炎克雷伯菌、阴沟肠杆菌、大肠埃希菌和不动杆菌属等多种革兰氏阴性杆菌中。

OXA 酶主要见于鲍曼不动杆菌和铜绿假单胞菌中,而肠杆菌目中较少见。我国鲍曼不动杆菌中以OXA-23 型酶最为常见,主要由染色体编码。肠杆菌目细菌主要携带 OXA-48 家族的 OXA-181 型和 OXA-232 型酶等。大多数获得性 OXA 酶基因位于转座子元件上,具有快速变异和广泛传播的能力。虽然 OXA 酶水解碳青霉烯类的能力较弱,但它能与主动外排系统高表达或与孔蛋白缺失共同作用,造成碳青霉烯类耐药。

## (二)氨基糖苷类钝化酶

氨基糖苷类钝化酶(aminoglycoside modifying enzyme,AME)是细菌对氨基糖苷类耐药的最重要原因。AME 来源于某些细菌正常呼吸所需要的酶,根据生化反应的类型可分为三类:氨基糖苷磷酸转移酶(aminoglycoside phosphotransferase,APH)、氨基糖苷核苷酸转移酶(aminoglycoside nucleotidyltransferase,ANT)以及氨基糖苷乙酰转移酶(aminoglycoside acetyltransferase,AAC)。AAC 最为广泛,其次为 APH 和 ANT。这些钝化酶共价修饰抗菌药物的氨基或羟基,使氨基糖苷类与核糖体 16S rRNA 不能紧密结合,从而无法发挥抗菌作用。*AME* 基因可位于质粒、转座子和染色体上,通过可移动遗传元件在细菌间传播。

## (三)四环素类灭活酶

四环素类灭活酶 tet(X)为 FAD 和 NADP 依赖的单加氧酶(monooxygenase),可催化四环素类抗生素包括替加环素(Tigecycline)、依拉环素(Eravacycline)、奥玛环素(Omadacycline)等发生羟基化反应,导致药物结合核糖体 16S rRNA 的亲和力降低。tet(X)可由质粒或染色体编码,介导替加环素耐药,具有水平转移和播散的风险。目前已发现 tet(X) 有 15 种亚型,其中 tet(X4) 可导致替加环素耐药性较高。tet(X) 的多种亚型已在临床分离的大肠埃希菌、不动杆菌属、柠檬酸杆菌属等细菌中发现,目前流行率较低。

### (四)磷霉素灭活酶

磷霉素灭活酶 FosA 是 $Mn^{2+}$ 和 $K^+$ 依赖的谷胱甘肽-$S$-转移酶,可将谷胱甘肽转移至磷霉素的 $C_1$ 位上,导致环氧基团打开而失去抗菌活性。fosA 基因主要存在于肠杆菌目、假单胞菌属和不动杆菌属细菌中,主要由质粒携带,常与多种耐药基因共存于同一质粒上。目前已发现 fosA 基因的 10 种亚型(fosA~fosA10),fosA3 最为常见,主要由大肠埃希菌携带。

## 二、抗菌药物作用靶位改变

由于抗菌药物作用靶点较特异,因此靶位的任何微小改变都将显著影响抗菌药物的结合。例如,β-内酰胺类的作用靶点是青霉素结合蛋白(penicillin binding protein,PBP),细菌通过改变 PBP 的结构降低 β-内酰胺类抗菌药物与其结合的亲和力,产生耐药性。革兰氏阴性菌中由 PBP 改变引起的耐药较革兰氏阳性菌少见,主要为流感嗜血杆菌和淋病奈瑟菌。

喹诺酮类是治疗医院和社区感染常使用的抗菌药物之一,它能够直接抑制细菌 DNA 的合成,作用靶点为两种拓扑异构酶,即 DNA 旋转酶(属于 II 型拓扑异构酶)和 IV 型拓扑异构酶。前者由 GyrA 和 GyrB 两种亚基组成,后者由 ParC 和 ParE 组成。喹诺酮类药物靶点改变引起的耐药性由染色体介导。大多数高水平耐药临床菌株存在拓扑异构酶突变,且 GyrA 和 ParC 常存在不止一个突变位点。GyrB 和 ParE 的突变较少见。

16S rRNA 甲基化酶是肠杆菌目、铜绿假单胞菌和不动杆菌属对氨基糖苷类耐药的重要机制之一。16S rRNA 甲基化酶能够介导 16S rRNA 的 G1405 或 A1408 位点甲基化,从而导致细菌对几乎所有氨基糖苷类药物高水平耐药。已报道的 16S rRNA 甲基化酶基因包括 *armA*、*rmtA*、*rmtB*、*rmtC*、*rmtD*、*rmtE*、*rmtF*、*rmtG*、*rmtH* 和 *npmA*,我国临床分离株主要检测到 *armA* 和 *rmtB*。

可转移的黏菌素耐药基因 *mcr* 是革兰氏阴性杆菌对黏菌素耐药的重要机制之一。MCR 是磷酸乙醇胺转移酶,可通过 lipid A 的磷酸乙醇胺修饰而降低细菌外膜的负电性,减少黏菌素与脂多糖(lipopolysaccharide,LPS)的结合,从而导致细菌对黏菌素的耐受。目前已报道 *mcr* 基因的 10 种亚型(*mcr*-1~*mcr*-10)多位于转座子和质粒上,可造成耐药基因种内和种间的水平转移。

## 三、细菌外膜通透性改变

革兰氏阴性菌的细胞外膜上存在多种孔蛋白,是营养物质和亲水性抗菌药物的通道。孔蛋白表达下降、类型转换或结构突变均能够阻止亲水性抗菌药物进入细菌细胞内,影响药物的敏感性,进而产生耐药。β-内酰胺类、喹诺酮类及四环素类等抗菌药物的敏感性与肠杆菌目细菌的非特异性孔蛋白 OmpC 和 OmpF 亚类缺失存在密切相关。研究显示,细菌产 ESBL 或 AmpC 酶联合孔蛋白缺失,可导致肠杆菌目细菌对碳青霉烯类耐药。

## 四、细菌外排系统的作用

主动外排系统也是革兰氏阴性菌多重耐药的重要

机制之一。根据氨基酸序列的同源性,可将外排泵分为 6 个超家族,包括 RND 家族、MFS 家族、MATE 家族、SMR 家族、ABC 家族和 PACE 家族,其中以 RND 家族最为常见,其可由染色体或质粒编码。铜绿假单胞菌的外排泵包括 MexAB-OprM、MexCD-OprJ、MexEF-OprN和 MexXY-OprM 等。鲍曼不动杆菌中也存在不同类型的 RND 外排系统如 AdeABC、AdeFGH 和 AdeIJK 等,这些系统能够降低氨基糖苷类、氟喹诺酮类、β-内酰胺类、四环素类、黏菌素和氯霉素的敏感性。AcrAB-TolC是肠杆菌目细菌最主要的外排泵,其过度表达与抗菌药物的多重耐药性有关。

## ▶ 参考文献

［1］BUSH K,BRADFORD PA. Epidemiology of β-Lactamase-Producing Pathogens. Clin Microbiol Rev,2020 Feb 26,33(2):e00047-19.

［2］BUSH K,BRADFORD PA. Interplay between β-lactamases and new β-lactamase inhibitors. Nat Rev Microbiol,2019 May,17(5):295-306.

［3］DE OLIVEIRA DMP,FORDE BM,KIDD TJ,et al. Antimicrobial Resistance in ESKAPE Pathogens. Clin Microbiol Rev,2020 May 13,33(3):e00181-19.

［4］FALAGAS ME,ATHANASAKI F,VOULGARIS GL,et al. Resistance to fosfomycin:Mechanisms,Frequency and Clinical Consequences. Int J Antimicrob Agents,2019 Jan,53(1):22-28.

［5］DU D,WANG-KAN X,NEUBERGER A,et al. Multidrug efflux pumps:structure,function and regulation. Nat Rev Microbiol,2018 Sep,16(9):523-539.

[6] LI XZ,PLÉSIAT P,NIKAIDO H. The challenge of efflux-mediated antibiotic resistance in Gram-negative bacteria. Clin Microbiol Rev,2015 Apr,28(2):337-418.

[7] VERGALLI J,BODRENKO IV,MASI M,et al. Porins and small-molecule translocation across the outer membrane of Gram-negative bacteria. Nat Rev Microbiol,2020 Mar,18(3): 164-176.

[8] DOI Y,WACHINO JI,ARAKAWA Y. Aminoglycoside Resistance:The Emergence of Acquired 16S Ribosomal RNA Methyltransferases. Infect Dis Clin North Am,2016 Jun,30 (2):523-537.

[9] ZHANG R,DONG N,SHEN Z,et al. Epidemiological and phylogenetic analysis reveals Flavobacteriaceae as potential ancestral source of tigecycline resistance gene *tet*(X). Nat Commun,2020 Sep 16,11(1):46-48.

[10] EL-SAYED AHMED MAE,ZHONG LL,SHEN C,et al. Colistin and its role in the Era of antibiotic resistance:an extended review(2000-2019). Emerg Microbes Infect,2020 Dec,9(1):868-885.

[11] LV L,WAN M,WANG C,et al. Emergence of a Plasmid-Encoded Resistance-Nodulation-Division Efflux Pump Conferring Resistance to Multiple Drugs,Including Tigecycline,in Klebsiella pneumoniae. mBio,2020 Mar 3,11(2):e02930-19.

[12] CHENG YH,LIN TL,LIN YT,et al. A putative RND-type efflux pump,H239_3064,contributes to colistin resistance through CrrB in Klebsiella pneumoniae. J Antimicrob Chemother,2018 Jun 1,73(6):1509-1516.

[13] HOOPER DC,JACOBY GA. Mechanisms of drug resistance: quinolone resistance. Ann N Y Acad Sci,2015 Sep,1354(1): 12-31.

[14] NANG SC, LI J, VELKOV T. The rise and spread of mcr plasmid-mediated polymyxin resistance. Crit Rev Microbiol, 2019 Mar, 45(2): 131-161.

[15] WANG Q, WANG X, WANG J, et al. Phenotypic and Genotypic Characterization of Carbapenem-resistant Enterobacteriaceae: Data From a Longitudinal Large-scale CRE Study in China (2012-2016). Clin Infect Dis, 2018 Nov 13, 67(suppl2): S196-S205.

（王　辉　倪语星）

# 第二章 耐药革兰氏阴性菌的实验室检测

目前,全球范围内的多重耐药(MDR)、广泛耐药(XDR)及全耐药(PDR)革兰氏阴性杆菌呈上升趋势,给临床治疗带来了巨大的挑战。及时、准确的药敏结果是临床抗菌治疗成败的关键。本章将从革兰氏阴性菌的药敏测定和重要耐药菌的检测进行阐述。

## 第一节 药 敏 测 定

抗菌药物敏感性试验(antimicrobial susceptibility testing,AST)是测定抗菌药物在体外抑制病原微生物生长效力的试验,可采用表型或基因型的方法。表型法的基础是最低抑菌浓度(minimum inhibitory concentration,MIC)。临床 MIC 折点(breakpoint)决定了该病原菌被归类为对该药物敏感(S)、中介(I)还是耐药(R)。其他方法均是在参考 MIC 方法的基础上校准并建立起来的。常用的药敏方法简述如下。

### 一、药敏试验的常用方法

#### (一)纸片扩散法

【原理】在琼脂上接种待测菌后,将含有定量抗菌药物的纸片贴在琼脂表面,纸片中的药物在琼脂中扩散;随着扩散距离的增加,抗菌药物的浓度降低,在纸片周围形成浓度梯度。过夜培养后,待测菌在纸片周围一定距离开始生长,形成透明抑菌圈。抑菌圈的大小可反映细菌对所测定药物的敏感程度,并与抗菌药物的最低抑菌浓度(MIC)呈负相关,即 MIC 越小,抑菌圈直径越大。

【适用范围】纸片扩散法是最为简便、经济、选药灵活的药敏测定方法,目前在临床微生物实验室应用比较广泛。但此方法只适用于大多数生长速度较快的需氧菌。对于某些菌种(如李斯特菌属、厌氧菌等),由于需要的培养基特殊、孵育环境不同及菌株间生长速率差异较大等原因,尚没有标准的纸片扩散法操作程序及判定折点,因此必须测定 MIC 值。

【注意事项】①在操作过程中,应尽量挑取单一菌落,防止不同菌种间的污染。②配制菌悬液浓度应适当,一般要求是 0.5 麦氏浊度。③不同菌种、药物的孵育时间、孵育温度和 $CO_2$ 环境的需求略有不同,应严格按照相关指南文件推荐的条件进行。④不同标本来源,所选取的抗菌药物组合会略有不同,如尿液、脑脊液等。⑤该方法得到的是抑菌圈直径,不是 MIC 值,故对临床治疗的指导作用不如 MIC 值更加直观可靠。⑥一般情况下,如果抑菌圈内有散在菌落或出现双圈现象,需检查细菌纯度,必要时需重复试验;如果菌种是纯的,量取抑菌圈直径时不应包含圈内散在菌落或量取内圈直径,但是嗜麦芽窄食单胞菌测定甲氧苄啶-磺胺甲噁唑时,如果可见抑菌圈边缘,则忽略圈内生长;肠杆菌目细菌测定氨苄西林、氨苄西林-舒巴坦、阿莫西林-克拉维酸时,应忽略内圈生长;大肠埃希菌测定磷霉素及美西林时,应忽略抑菌圈内散在菌落,读取外圈边缘。⑦对于变形杆菌属细菌,应忽略迁徙生长,读取生长抑制区域。

(二)琼脂稀释法

【原理】琼脂稀释法是将不同浓度的药物混匀于

琼脂平板培养基中,采用多点定量接种器接种细菌,经孵育后观察细菌生长情况,MIC 值为抑制细菌生长的琼脂平板所含的最低药物浓度。

【适用范围】琼脂稀释法可得到定量的 MIC 值,可用于没有纸片扩散法折点的菌种和药物,新抗菌药物的体外抗菌活性测定以及有关耐药性与耐药机制的科学研究。

【注意事项】①新制备的含药 M-H 琼脂平板可当天使用或密封于塑料袋中 4~8℃保存,对一些不稳定的抗菌药物,如亚胺培南、头孢克洛、克拉维酸复合制剂、氨苄西林、甲氧西林等应尽可能使用新鲜平皿;②接种菌量对药敏结果 MIC 值可产生明显影响,对琼脂稀释法来说最终的接种量为每点 $1 \times 10^5$ CFU;③不适用于达托霉素的药敏测定。

### （三）微量肉汤稀释法

【原理】微量肉汤稀释法是将含不同浓度的药物混匀于阳离子调节肉汤中,接种细菌并经孵育后观察细菌生长情况,MIC 值为抑制细菌生长的最低药物浓度。

【适用范围】微量肉汤稀释法可得到定量的 MIC 值,可用于没有纸片扩散法折点的菌种和药物、新抗菌药物的体外抗菌活性测定以及有关耐药性与耐药机制的科学研究。

【注意事项】①新制备的含药 96 孔药敏板可当天使用或密封于塑料袋中 -70℃保存,对一些不稳定的抗菌药物,如亚胺培南、头孢克洛、克拉维酸复合制剂、氨苄西林、甲氧西林等应尽可能现配现用;②接种菌量对药敏结果 MIC 值可产生明显影响,微量肉汤稀释法最终的接种量为 $1 \times 10^5$ CFU;③不适用于磷霉素的药敏测定。

#### （四）自动化药敏检测系统

【原理】基于微量肉汤稀释法,可实现微生物孵育与检测的一体化。采用比浊法检测液体培养基中细菌的生长状况或者检测特殊培养基中荧光基质的水解作用。若细菌生长受抗菌药物抑制,则相应孔位浊度降低;不受抑制则孔位浊度增加。

【适用范围】自动化药敏检测系统适用于临床微生物室常规检测,近年来应用有增多趋势,相对于纸片扩散法,此方法能获得 MIC 值结果,同时节省劳动力。系统携带的药敏专家系统具有自动化、智能化、标准化等优势,并与实验室信息系统连接。专家系统可以对所得药敏结果进行自动验证,识别异常表型,提示试验中可能出现的技术错误,以便实验室工作人员进行确认。专家系统还能通过微生物药敏谱预测被检测细菌可能的耐药机制,方便实验室修正药敏报告,正确指导临床治疗。目前,国内常用的药敏检测系统有 Vitek 2 compact、Phoenix 100 等。

【注意事项】①细菌生长孔位出现云雾状浊度或片状沉淀物时,可被自动化阅读仪遗漏,导致结果错误;②相比于比浊度法,荧光法更为灵敏,但由于荧光检测技术是间接的,所以检测结果可能受细菌对荧光底物的代谢能力等因素的影响;③为更快地得到药物敏感性试验结果,自动化药敏检测系统对标准药物敏感试验方法进行了改良,如提高接种细菌的浓度、使用特殊生长培养基等,以加快细菌生长或利于细菌耐药检测;④自动化药敏检测系统具有抗菌药物种类、数量相对固定,检测的 MIC 值范围较窄,某些药物折点改变不能及时更新,药敏专家系统升级延迟等缺陷。

#### （五）浓度梯度法

【原理】浓度梯度法(Etest 法)是一种结合稀释法

和扩散法原理,对药物 MIC 值直接定量检测的药敏试验技术。常用的浓度梯度法试条是一条 5mm×50mm 的无孔试剂载体,一面固定有一系列预先制备的、浓度呈连续指数增加的抗菌药物,另一面有标明读数的刻度。

【适用范围】浓度梯度法适用范围广泛,操作简便,可直接获得菌株的 MIC 结果。但价格较高,在临床实验室主要作为其他药敏检测方法的补充,例如,仅有 MIC 折点而无纸片扩散法折点此时仅能进行 MIC 测定,在全自动药敏检测结果的基础上单独增加某种药物的药敏试验。此方法也用于科研工作。

【注意事项】①需要严格根据说明书对特殊菌属 (如变形杆菌属等)、药物(如替加环素等)的结果进行正确判读;②浓度梯度法与标准微量肉汤稀释法获得的 MIC 结果呈高度相关性,标准微量肉汤稀释法的 MIC 折点同样适用于浓度梯度法。

#### (六)阳性血培养快速抗菌药物敏感性试验

【原理】该方法的基本原理与纸片扩散法相同。区别在于该方法是直接从血培养阳性的培养液中抽取 100~150μl,无须离心和稀释,接种到 M-H 平板,将含有定量抗菌药物的纸片贴在琼脂表面,待纸片中的药物在琼脂中扩散。分别在孵育 4 小时、6 小时、8 小时后判定其折点。

【适用范围】仅适用于血培养检测结果为阳性后,且对菌种有明确规定,包含大肠埃希菌、肺炎克雷伯菌、铜绿假单胞菌、金黄色葡萄球菌、肺炎链球菌、粪肠球菌、屎肠球菌和鲍曼不动杆菌(2019 年 5 月 2 日增加)。

【注意事项】①欧洲药敏试验委员会(European Committee on Antimicrobial Susceptibility Testing,EUCAST)

制定的快速抗菌药物敏感性试验(Rapid Antimicrobial susceptibility testing,RAST)抑菌圈直径折点仅适用于规定的菌种和孵育时间,不适用于未包括的菌种和 / 或孵育时间。②对于所有菌种 - 药物组合,由于孵育时间较短,敏感性菌株和耐药性菌株之间的分离情况较差,因此存在技术不确定区(area of technical uncertainty,ATU)。当出现无法准确读取的抑菌圈直径或测量值落在 ATU 区的情况时,不报告药敏类别。在 10 分钟内重新孵育,然后在 6 小时(如果需要的话也可以是 8 小时)之后读取结果。如果 8 小时后仍然无法获得完整结果,请使用标准方法进行纸片扩散法药敏试验。③建议每天常规进行标准药敏方法质量控制,以保证药敏试验的试剂及标准化纸片扩散法过程的质量。

## 二、药敏试验的临床意义

### (一)基本概念

无论采取何种体外药敏测定方法,最终药敏结果都将以"S""I"或"R"三种药敏类别形式反馈给临床医师。临床医师再依据这些类别和相关信息,选择出合适的抗菌药物种类、确定给药方式和给药剂量。在实践工作中,这些概念也在不断地被修订和完善。

2019 年,EUCAST 对"S"和"I"的定义进行了修订。新定义规定,药敏结果为"S"和"I"时,应积极鼓励使用该药物。同时,也应将药敏类别与给药剂量、给药方式,以及抗菌药物因其药代动力学特点在感染部位高暴露量之间的相关性进行解释。暴露量是一个函数,它取决于给药方式、剂量、给药间隔、输液时间以及抗生素的分布、代谢和排泄,会对感染部位的病原菌产生影响。所以,新定义主要强调药敏类别和暴露水平之间的关系。

1. S-Susceptible（敏感）　是指当对感染部位使用推荐剂量时，MIC 小于等于敏感折点或抑菌圈直径大于等于敏感折点的菌株，通常可被抗菌药物所达到的浓度水平所抑制，产生可能的临床疗效。

2. SDD-Susceptible-dose dependent（剂量依赖敏感）是指分离株的敏感性依赖于患者的用药方案。对于药敏试验结果（MIC 或抑菌圈直径）在 SDD 范围内的分离株，为使血药浓度达到临床疗效，采用的给药方案（即使用较高剂量、增加用药频率，或两者）的药物暴露应高于常规敏感折点的剂量。

3. Intermediate（中度敏感）　当细菌引起的感染仅在应用高剂量抗菌药物时有效，或者细菌处于体内抗菌药物浓缩的部位或体液（如尿、胆汁、肠腔等）中时才被抑制，这种细菌对该药仅呈中度敏感。

4. R-Resistant（耐药）　是指 MIC 值高于或抑菌圈直径小于耐药折点的菌株不能被常规剂量抗菌药物达到的浓度所抑制，和 / 或 MIC 或抑菌圈直径落在某些特殊的微生物耐药机制范围以及在治疗研究中表现为抗菌药物对菌株的临床疗效不可靠。

（二）临床意义

抗菌药物敏感性试验对临床治疗以及流行病学研究的重要意义有以下几点。

（1）直接指导临床医师合理选择抗菌药物、给药途径和给药剂量。但值得一提的是，体外药敏结果的判定并非与临床治疗效果完全划等号，其中的影响因素有很多，如体内外环境存在差别、药物在感染部位的浓度、方法本身的局限性、混合感染等。所以仍需要临床医师结合患者的临床症状和其他测定结果综合考虑。

（2）根据细菌耐药监测结果间接指导临床医师经

验性用药。由于细菌耐药具有明显的地域性,所以有针对性地精细化耐药性监测显得尤为重要。目前,全国各大医院都要求定期对本院病原菌药敏数据进行分析总结并公布,这对临床医师经验性选择抗菌药物以及抗菌药物的合理使用提供了重要依据。

(3)抗菌药物敏感性试验是发现和明确医院内多重耐药菌暴发感染的手段之一。由于同一细菌克隆株在药敏谱型和基因型上常常高度一致,所以同一区域或病区频繁多次出现同一耐药谱型的多重耐药菌常常提示可暴发感染。

(4)细菌耐药监测结果和细菌耐药性的变迁为抗菌药物的合理管控提供了理论依据。随着国家对抗菌药物耐药现象的日益关注,多个细菌耐药监测网(如CARSS、CHINET 等)逐步建立,国家根据全国细菌耐药现状制定了适合中国国情的抗菌药物使用和管理规定,为有效遏制和延缓细菌耐药的发生作出了重要贡献。

(5)预测新型抗菌药物的临床治疗潜能以及抗菌谱。一种新的抗菌药物在投入临床使用前,需要有大量的体外药敏数据以及 PK/PD 结果的支持。

### 三、不同菌种药敏测定的抗菌药物选择

对于分离的可疑病原菌,若不能从该菌的种属特征可靠地推知其对抗菌药物的敏感性,就需要进行药敏试验。以下情况不必进行药敏试验:①正常菌群与感染的关系不明确时;②污染菌;③已知细菌对某种抗生素天然耐药或全部敏感。不同菌种进行药敏测定时应考虑抗菌药物的抗菌谱、细菌的耐药机制、抗菌药物的药代动力学特点、流行病学资料、菌株的分离部位和天然耐药等因素。

在选择最合适的测试/报告抗菌药物之前,各实验室应咨询感染、临床药学和院感防控等学科专家意见,做出最佳的选择。每一组微生物应推荐体外测试方法可靠且已确证具有疗效的抗菌药物。针对特定的测试/报告的抗菌药物设置应考虑以下因素:临床疗效、耐药流行、减少耐药性出现、成本费用、国家药品监督管理局(National Medical Products Administration, NMPA)批准的临床使用适应证、当前首选与备选药物的推荐。

药物的选择主要分为 A、B、C、U 四个组:

(1) A 组所列药物应包含在一个常规测试板上,并常规报告其结果。

(2) B 组包含的抗生素可作为首选试验,但只是选择性地报告临床。例如当细菌对 A 组同类药物耐药时,可选择性地报告 B 组中的一些结果。B 组其他报告指征包括以下几点:①特定的标本来源(如第三代头孢菌素对脑脊液中的肠杆菌目菌,或者磺胺甲噁唑 - 甲氧苄啶对泌尿道的分离菌株);②多种细菌感染;③多部位感染;④对 A 组药过敏、耐药或无效的病例;⑤以流行病学调查为目的向感染控制部门报告。

(3) C 组包括替代性或补充性抗菌药物,可在以下情况进行试验:①某些医疗机构潜在有局部或广泛流行的对数种基本药物(特别是同类的,如 β- 内酰胺类或氨基糖苷类)耐药的菌株;②对基本药物过敏的患者;③少见菌的感染(如氯霉素对肠道外分离的沙门菌属或耐万古霉素的肠球菌);④以流行病学调查为目的向感染控制部门报告。

(4) U 组包含某些仅用于治疗泌尿道感染的抗菌药物(如呋喃妥因和某些喹诺酮类药物),这些药物主要针对一些特定的泌尿道致病菌,对除泌尿道以外的感染部位分离的病原菌不做常规报告。但这条规则在肠杆菌目中存在一个例外,头孢唑啉作为口服头孢菌素的替代测试药物被列出来。其他有更多适应证的抗菌药物也可以包含在 U 组用来治疗特定病原体引起的尿路感染(如肠球菌和环丙沙星)。

美国临床和实验室标准化协会 M100 31th ED 文件推荐的常见耐药革兰氏阴性杆菌不同组别的常规测试药物见表 2-1。

需注意,表 2-1 中药物之间用"或"连接表明药物间交叉耐药和敏感几乎完全一致。"或"连接的一种药物的结果可预报另一种药物的结果(即等效药物)。例如,对头孢噻肟敏感的肠杆菌目细菌可认为对头孢曲松敏感,在报告头孢噻肟敏感结果的同时可附上该菌株对头孢曲松也敏感的注释。对于由"或"连接的药物,基于大样本量的菌株测试结果显示重大和极大错误率低于 3%,小错误率低于 10%。为确认一个"或",需要前期测试至少 100 株对这些药物耐药的菌株,结果需要至少 95% 的受试菌株对所测药物均耐药。"或"也被用于针对"仅有敏感"折点菌株的抗菌药物活性比较(如针对流感嗜血杆菌的头孢噻肟或头孢曲松)。无"或"相连的药物,因不同药物抗菌活性的差异或数据不足,一种药物的测试结果不能预报另一种药物的结果。

## 四、依据耐药表型推测可能的耐药机制

细菌的耐药表型常常是由其耐药机制所决定的,并具有明显的菌种特异性。一般情况下,通过对耐药表型进行分析,便可推测出其可能的耐药机制。表 2-2 为肠杆菌目细菌对常用 β- 内酰胺类药物耐药表型及可能的耐药机制的总结。

表 2-1 革兰氏阴性杆菌常规测试的抗菌药物

| 药物组别 | 肠杆菌目 | 铜绿假单胞菌 | 鲍曼不动杆菌 | 洋葱伯克霍尔德复合体 | 嗜麦芽窄食单胞菌 | 其他非肠杆菌目细菌 |
|---|---|---|---|---|---|---|
| A 组 | 氨苄西林 [a] | 头孢他啶 | 氨苄西林 - 舒巴坦 | 左氧氟沙星 [*] | 左氧氟沙星、米诺环素、甲氧苄啶 - 磺胺甲噁唑 | 头孢他啶 |
| | 头孢唑林 [b] | 庆大霉素、妥布霉素 | 头孢他啶 | 美罗培南 | | 庆大霉素、妥布霉素 |
| | 庆大霉素 [a]、妥布霉 [a] | 哌拉西林 - 他唑巴坦 | 环丙沙星、左氧氟沙星 | 甲氧苄啶 - 磺胺甲噁唑 | | |
| | | | 亚胺培南、美罗培南 | | | |
| | | | 庆大霉素、妥布霉素 | | | |
| B 组 | 阿米卡星 [a] | 阿米卡星 | 阿米卡星 | 头孢他啶 | 头孢他啶 [*] | 阿米卡星 |
| | 阿莫西林 - 克拉维酸、氨苄西林 - 舒巴坦 | 氨曲南 | 哌拉西林 - 他唑巴坦 | 米诺环素 | | 氨曲南 |
| | 头孢他啶、阿维巴坦 | 头孢吡肟 | 头孢吡肟 | | | 头孢吡肟 |
| | 头孢洛扎 - 他唑巴坦 | 头孢他啶 - 阿维巴坦 | 头孢噻肟、头孢曲松 | | | 环丙沙星、左氧氟沙星 |

33

续表

| 药物组别 | 肠杆菌目 | 铜绿假单胞菌 | 鲍曼不动杆菌 | 洋葱伯克霍尔德复合体 | 嗜麦芽窄食单胞菌 | 其他非肠杆菌目细菌 |
|---|---|---|---|---|---|---|
| B组 | 美罗培南-韦博巴坦 | 头孢洛扎-他唑巴坦 | 多西环素 | | | 亚胺培南、美罗培南 |
| | 哌拉西林-他唑巴坦 | | 米诺环素 | | | 哌拉西林-他唑巴坦 |
| | 头孢呋辛 | 环丙沙星、左氧氟沙星 | 哌拉西林 | | | 甲氧苄啶-磺胺甲噁唑 |
| | 头孢吡肟 | 亚胺培南、美罗培南 | 甲氧苄啶-磺胺甲噁唑 | | | |
| | 头孢替坦、头孢西丁 | | | | | |
| | 头孢噻肟 [a,b] 或头孢曲松 [a,b] | | | | | |
| | 环丙沙星 [a]、左氧氟沙星 [a] | | | | | |

续表

| 药物组别 | 肠杆菌目 | 铜绿假单胞菌 | 鲍曼不动杆菌 | 洋葱伯克霍尔德复合体 | 嗜麦芽窄食单胞菌 | 其他非肠杆菌目细菌 |
|---|---|---|---|---|---|---|
| B组 | 厄他培南、亚胺培南、美罗培南 | | | | | |
| | 甲氧苄啶-磺胺甲噁唑 [a] | | | | | |
| C组 | 氨曲南、头孢他啶 | | | 氯霉素 [c,*] | 氯霉素 [c,*] | 头孢噻肟、头孢曲松 |
| | 头孢洛林 | | | | | 氯霉素 [c] |
| | 氯霉素 [a,c] | | | | | |
| | 四环素 [d] | | | | | |
| U组 | 头孢唑林[非复杂性尿路感染(UTI)的替代试验] [e] | | 四环素 [d] | | | 磺胺异噁唑 |

续表

| 药物组别 | 肠杆菌目 | 铜绿假单胞菌 | 鲍曼不动杆菌 | 洋葱伯克霍尔德复合体 | 嗜麦芽窄食单胞菌 | 其他非肠杆菌目细菌 |
|---|---|---|---|---|---|---|
| U组 | 磷霉素 [f] | | | | | 四环素 [d] |
| | 呋喃妥因 | | | | | |
| | 磺胺异噁唑 | | | | | |
| | 甲氧苄啶 | | | | | |

注：①[a]仅用于 MIC 试验，纸片扩散法不可靠。②[b]对于沙门菌属和志贺菌属，使用第一、二代头孢菌素和头霉素类可能会出现体外敏感，出现临床治疗无效的情况，此时这些药物不应该报告敏感。对于粪便标本分离的沙门菌属和志贺菌属，只需要常规报告氨苄西林、一种氟喹诺酮类和甲氧苄啶-磺胺甲噁唑。对于从肠道外分离的沙门菌属和志贺菌属，氯霉素也可根据需要测定并报告。仅对肠道或非粪便来源的沙门菌属（伤寒沙门菌和副伤寒沙门菌 A~C 群）进行体外药敏的测定。③[b]对 CSF 分离株，头孢噻肟或头孢曲松替代头孢唑林进行测定。④[c]分离于泌尿道的非伤寒来源的沙门菌属不需要常规报告。⑤[d]四环素敏感的菌株也被认为对多西环素和米诺环素敏感。然而，四环素中介或耐药的某些菌株对多西环素或米诺环素敏感。⑥[d]当治疗由大肠埃希菌、肺炎克雷伯菌和奇异变形杆菌引起的非复杂性尿路感染的结果，可用头孢唑林的结果去预测口服药物头孢泊肟、头孢地尼、头孢丙烯、头孢呋辛酯、头孢氨苄和拉氧头孢的结果。但头孢泊肟、头孢地尼、头孢呋辛酯可单独测定，因为部分分离株在对头孢唑林耐药时，可以对这 3 种药物敏感。⑦只针对泌尿道分离的大肠埃希菌和类肠球菌做常规报告。

表 2-2 肠杆菌目细菌对常用 β- 内酰胺类药物耐药表型及可能的耐药机制

| 抗菌药物 | 代表品种 | 产 ESBLs 的菌株 | 产诱导型 AmpC 酶 | 结构型或质粒型 AmpC 酶 | 产碳青霉烯酶 |
|---|---|---|---|---|---|
| 青霉素类 | 氨苄西林、哌拉西林 | R | R | R | R |
| 一代头孢 | 头孢唑林 | R | R/I/S | R | R |
| 二代头孢 | 头孢呋辛 | R | R/I/S | R | R |
| 三代头孢 | 头孢噻肟、头孢曲松 | R | S | R | R |
| | 头孢他啶 | R/I/S | S | R | R |
| 四代头孢 | 头孢吡肟 | R/SDD/S | S | S | R |
| β- 内酰胺类 / 酶抑制剂复合制剂 | 阿莫西林 - 克拉维酸 | S/I/R | R/I/S | R | R |
| | 氨苄西林 - 舒巴坦 | S/I/R | | R | R |

续表

| 抗菌药物 | 代表品种 | 产 ESBLs 的菌株 | 产诱导型 AmpC 酶 | 结构型或质粒型 AmpC 酶 | 产碳青霉烯酶 |
|---|---|---|---|---|---|
| β- 内酰胺类 / 酶抑制剂复合制剂 | 哌拉西林 - 他唑巴坦 | S | R/I/S | R | R |
| 单环类 | 氨曲南 | R/I/S | S | R | R |
| 头霉素类 | 头孢美唑、头孢西丁 | S | R/I/S | R | R |
| 碳青霉烯类 | 厄他培南 | S | S | S | R/I/S |
| | 亚胺培南、美罗培南 | S | S | S | R/I/S |

注:R,耐药;I,中介;SDD,剂量依赖敏感;S,敏感。

▶ **参考文献**

［1］Clinical and Laboratory Standards Institute. Performance standards of antimicrobial susceptibility testing：thirty-one informational supplement. CLSI document M100-S31，Wayne：CLSI，2021.

［2］ANNA ÅKERLUND，EMMA JONASSON，ERIKA MATUS-CHEK，et al. EUCAST rapid antimicrobial susceptibility testing（RAST）in blood cultures：validation in 55 European laboratories. J Antimicrob Chemother，2020；75（11）：3230-3238.

（刘亚丽 程敬伟 范 欣
张 丽 徐英春 倪语星）

# 第二节 重要耐药菌的检测

## 一、ESBL 的检测

采用纸片扩散法检测大肠埃希菌、肺炎克雷伯菌、产酸克雷伯菌和奇异变形杆菌中的 ESBL，抗菌药物纸片为头孢他啶（30μg）、头孢他啶 - 克拉维酸（30μg/10μg）和头孢噻肟（30μg）、头孢噻肟 - 克拉维酸（30μg/10μg）。含酶抑制剂抑菌圈直径与单药抑菌圈直径相差≥5mm，确认该菌产生 ESBL。或微量肉汤稀释法为头孢他啶 0.25~128μg/ml、头孢他啶 - 克拉维酸 0.25/4~128/4μg/ml 和头孢噻肟 0.25~64μg/ml、头孢噻肟 - 克拉维酸 0.25/4~64/4μg/ml。任一抗菌药物联用克拉维酸时的 MIC 比单用时的 MIC 降低≥3 个倍比稀释浓度,确认为 ESBL 阳性。

## 二、AmpC 酶的检测

产生 AmpC 酶是革兰氏阴性杆菌对 β- 内酰胺类抗菌药物耐药的另一种主要机制,AmpC 酶按 Bush-Jacoby 分类属于第一组,按 Ambler 分类属 C 类酶,有染色体介导和质粒介导两种。与 ESBL 不同的是,AmpC 酶能水解第三代头孢菌素,但第四代头孢菌素的头孢吡肟对其稳定,AmpC 酶的活性不被克拉维酸、他唑巴坦或舒巴坦抑制,但可被氯唑西林和硼酸或阿维巴坦抑制。利用 AmpC 酶的特性,实验室可设计相应实验检测细菌产生的 AmpC 酶,主要有以下两种方法。

(1)硼酸抑制试验:标准纸片法药敏试验,平板上贴 2 张头孢他啶(或头孢噻肟)纸片,间距为 25mm,在其中 1 张头孢他啶(或头孢曲松)纸片上加 3- 氨基苯硼酸溶液(终浓度为 30μg/ 片)。35℃孵育 18~20 小时后观察结果,含酶抑制剂与单药抑菌圈直径相差≥5mm,即判定该菌株产 AmpC 酶。

(2)三维试验:三维试验检测 AmpC 酶步骤如下。①酶粗提液提取:将过夜增菌后的菌体悬浮于 pH=7.0 的磷酸盐缓冲液中,反复冻融或超声粉碎法裂解细菌细胞以释放其中的 β- 内酰胺酶,高速离心后取上清液即为酶粗提液;②按纸片法制备 M-H 平板,涂布敏感菌株大肠埃希菌 ATCC 25922(一维),在平板中央贴上头孢西丁纸片(二维),从距离纸片 5mm 处用无菌刀片在平板的琼脂上向外缘方向(离心方向)切一裂隙,一块平板切 4 条裂隙,每条裂隙长 15mm、宽 3mm,然后在裂隙中加入 30~40μl 酶粗提液,注意不能溢出;③35℃孵育 18~24 小时后观察结果;④若在裂隙与头孢西丁纸片交界处出现矢状的细菌生长区域则判为三维试验阳性,反之则为阴性。除此之外,利用 ESBL 和 AmpC 酶的活性可分别被不同的酶抑制剂所抑制的原理,将经典三维试验中的头孢西丁替换为头孢噻肟,将之与酶抑制剂克拉维酸和氯唑西林进行结合,可达到同时检测细菌产 ESBL 和 / 或 AmpC 酶的目的。

## 三、碳青霉烯酶的检测

碳青霉烯酶是指能够水解碳青霉烯类抗菌药物如亚胺培南和美罗培南等的一类 β- 内酰胺酶,包括 Ambler 分类中的 A、B 和 D 类酶。A 类酶的活性中心为丝氨酸结构,可被硼酸类化合物抑制,而不被 EDTA 抑制;B 类酶为金属酶,该酶活性可被 EDTA 抑制,但不被硼酸类化合物抑制;D 类酶主要为 OXA 型碳青霉烯酶。目前检测碳青霉烯酶的表型方法主要有 Carba NP 试验、碳青霉烯酶灭活试验(mCIM、eCIM)和碳青霉烯酶抑制剂增强试验;基因型检测方法包括酶免疫层析法和耐药基因检测法。

1. Carba NP 试验　CLSI 于 2015 年推荐使用 Carba NP 试验检测肠杆菌目细菌和铜绿假单胞菌产生的碳青霉烯酶。Carba NP 的试验具体操作步骤可参考 2021 年版 CLSI M100 文件。该试验原理为细菌产生的碳青霉烯酶可以水解亚胺培南,导致溶液 pH 值改变而发生颜色变化。研究显示,Carba NP 试验检测碳青霉烯酶(包括产 KPC、NDM、VIM、IMP、SPM 和 SME 型碳青霉烯酶菌株)的灵敏度和特异性均超过 90%。Carba NP 试验具有操作简单和快速的特点(4~6 小时),适合临床微生物实验室开展。缺点是需要特殊试剂,其中一些需自制(有效期短);一些分离株会出现无效结果;可能无法检测某些类型碳青霉烯酶(如染色体介导的 OXA 型碳青霉烯酶)。

2. 改良碳青霉烯灭活试验 CLSI 推荐改良碳青霉烯灭活试验(modified carbapenem inactivation method, mCIM)和 EDTA 改良碳青霉烯灭活试验(EDTA-modified carbapenem inactivation method, eCIM) 用于肠杆菌目细菌和铜绿假单胞菌中碳青霉烯酶的检测。mCIM 和 eCIM 的试验具体操作步骤可参考 2021 年版 CLSI M100 文件。其原理是将美罗培南与受试菌悬液混合,若受试菌产生碳青霉烯酶,可破坏美罗培南的抗菌活性;若受试菌不产生碳青霉烯酶,美罗培南仍可保持其对大肠埃希菌 ATCC 25922 的抗菌活性。根据金属 $\beta$- 内酰胺酶的活性可被 EDTA 抑制的特点,mCIM 和 eCIM 联合可区分细菌产生的丝氨酸碳青霉烯酶或金属 $\beta$- 内酰胺酶。需要注意的是,mCIM 试验可用于检测肠杆菌目细菌和铜绿假单胞菌中的碳青霉烯酶,而 mCIM 联合 eCIM 仅适用于肠杆菌目细菌以区分其产生的碳青霉烯酶类型(丝氨酸碳青霉烯酶或金属 $\beta$- 内酰胺酶)。

研究显示,mCIM 检测肠杆菌目细菌和铜绿假单胞菌中碳青霉烯酶(包括产 KPC、NDM、VIM、IMP、IMI、SPM、SME 或 OXA 型碳青霉烯酶等菌株)的灵敏度和特异性均超过 97%,特异性为 100%。mCIM 检测不动杆菌属,实验室间的特异性和重复性均较差,方法未获得认可。eCIM 区分肠杆菌目细菌中金属 $\beta$- 内酰胺酶(包括 NDM、VIM 和 IMP)和丝氨酸型碳青霉烯酶(包括 KPC、OXA 和 SME)的灵敏度 >95%、特异性 >92%。mCIM 和 eCIM 具有操作简单、无须特殊试剂和成本低的特点,适合临床微生物实验室开展。缺点是需过夜孵育,耗时长。

3. 碳青霉烯酶抑制剂增强试验 根据 A 类丝氨酸碳青霉烯酶的活性可被 3- 氨基苯硼酸 (3-aminophe-nylboronic acid, APB) 抑制, 而金属 β- 内酰胺酶的活性可被 EDTA 抑制的特点, APB 联合 EDTA 可对单产 A 类丝氨酸碳青霉烯酶、单产 B 类金属 β- 内酰胺酶以及同时产生 A 类丝氨酸碳青霉烯酶和 B 类金属 β- 内酰胺酶的肠杆菌目细菌进行检测并区分。喻华等人的研究显示, 碳青霉烯酶抑制剂增强试验检测单产 KPC 或金属酶菌株的灵敏度均为 100%, 检测同时产 KPC 和金属酶菌株的灵敏度为 96.8%, 特异性为 98.8%。本方法具有操作简单、结果容易读取以及可检测单产或同时产不同类型碳青霉烯酶的特点, 适合临床微生物实验室开展, 但缺点是需特殊试剂、耗时长以及不能检测 OXA-48 型碳青霉烯酶。

4. 酶免疫层析技术 利用抗原抗体免疫层析技术快速检测肠杆菌目细菌中的碳青霉烯酶, 是近年发展起来的目前为止以细菌菌落为基础的检测方法中最快速的检测技术。该方法操作简单 (不同产品的实验操作步骤需参考产品说明书), 加样后测试条上相应区域的标记线条出现红色 (除外对照线条), 即提示该菌产生所对应的碳青霉烯酶。目前该测试条最多可同时快速检测 KPC、NDM、OXA-48、VIM 和 IMP 五种碳青霉烯酶。与测序方法相比, 酶免疫层析技术检测碳青霉烯酶基因的灵敏度和特异性均在 90% 以上。酶免疫层析技术具有操作简单、结果容易分析的优点; 缺点是价格较高, 各实验室可根据自身条件有选择性地开展碳青霉烯酶的检测。

5. 碳青霉烯酶分子检测技术 分子检测技术可直接快速地检测临床标本如直肠拭子 CRE 菌株中的碳青霉烯酶基因。GeneXpert、Verigene 和 Filmarray 等系统可采用荧光定量 PCR 技术对主要的碳青霉烯酶基因包括 KPC、NDM、IMP、VIM 和 OXA-48 等进行检测,检测时间一般在 1 小时左右,检测灵敏度和特异性可达 96% 以上。分子检测技术具有快速(可直接从标本中检测)和结果容易分析的优点,但缺点是价格昂贵,各实验室可根据自身条件有选择性地开展碳青霉烯酶的检测。比如对于高危患者(免疫抑制患者或骨髓移植患者等)分离 CRE 菌株碳青霉烯酶基因的快速检测,以协助临床尽早启动有针对性的抗感染治疗方案。

6. 结果报告 建议对碳青霉烯类耐药肠杆菌目细菌进行碳青霉烯酶表型或基因型的检测,并向临床报告,格式参考如表 2-3。

表 2-3 碳青霉烯酶表型或基因型检测结果报告及注释

| 检测方法 | 结果报告 | 结果解释 |
| --- | --- | --- |
| 表型检测 | A 类丝氨酸碳青霉烯酶阳性 | 以 KPC 型碳青霉烯酶为主,该酶活性可被阿维巴坦抑制;产酶菌株通常仅对替加环素、多黏菌素或头孢他啶 - 阿维巴坦敏感 |
| | B 类金属 β- 内酰胺酶阳性 | 以 NDM 型金属酶为主,该酶活性不能被阿维巴坦抑制;产酶菌株通常仅对替加环素和多黏菌素敏感,少数菌株对氨曲南敏感 |
| | D 类丝氨酸碳青霉烯酶阳性 | 以 OXA-48 型碳青霉烯酶为主(包括 OXA-181 和 OXA-232),常见于儿童患者分离的肺炎克雷伯菌,该酶活性可被阿维巴坦抑制。产酶菌株通常仅对替加环素、多黏菌素或头孢他啶 - 阿维巴坦敏感 |

| 检测方法 | 结果报告 | 结果解释 |
|---|---|---|
| 基因型检测 | KPC、SME、IMI、NMC、GES | A 类碳青霉烯酶,其活性可被阿维巴坦抑制,产酶菌株通常仅对替加环素、黏菌素、头孢他啶-阿维巴坦敏感 |
| | NDM、IMP、VIM、GIM、SPM | B 类金属 β-内酰胺酶,其活性不能被阿维巴坦抑制,产酶菌株通常仅对替加环素和多黏菌素敏感,少数菌株对氨曲南敏感 |
| | OXA-48 | D 类碳青霉烯酶,其活性可被阿维巴坦抑制。产酶菌株通常仅对替加环素、多黏菌素或头孢他啶-阿维巴坦敏感 |

（刘亚丽　程敬伟　范　欣<br>张　丽　胡付品　徐英春）

# 第三节　耐药菌的快速检测

## 一、显色培养基快速检测 ESBL

　　显色培养基中含多种抗菌药物(如头孢泊肟等)及 β-D-吡喃半乳糖苷和吡喃葡萄糖苷显色底物,肠杆菌目菌在生长代谢过程中所产生的酶(如 β 葡糖醛酸糖苷酶等)与培养基中相应的底物发生显色反应,对常见的肠杆菌目细菌可在孵育 18~24 小时后,直接获得 ESBL 及细菌鉴定结果。ESBL 阳性的大肠埃希菌生长菌落呈现粉色至酒红色。ESBL 阳性的克雷伯菌属、肠杆菌属、沙雷菌属、柠檬酸杆菌属生长菌落呈现绿色/蓝色至棕绿色。产 ESBL 的变形杆菌属、普鲁威登菌属、摩根菌的菌落呈现深棕色至浅棕色。结果容易分析，可以作为复数菌的鉴定及 ESBL 检测。如培养基中含碳青霉烯类抗生素，可对碳青霉烯类耐药的革兰氏阴性杆菌进行快速检测。

## 二、分子生物学方法

1. 普通 PCR 技术　是利用 PCR 技术检测细菌耐药基因常用的快速分子生物学方法。

2. 多重 PCR 技术　临床病原菌显示越来越多的多重耐药性，需要对多类抗菌药物的耐药基因进行检测，多重 PCR 技术的发展满足了这一需求。多重 PCR 技术是在反应体系中加入多对引物进行 PCR 反应，同时扩增一份 DNA 样本中的不同序列区域，每对引物所扩增的产物长度不同，可以根据与相应的探针是否杂交或电泳结果中不同长度片段的存在与否，判断是否存在某些基因片段或异常改变，一次反应可以检测多个目的基因片段。多重 PCR 技术检测多种耐药基因方法的可行性与常规 PCR 相比大大简化了实验步骤，有望在临床诊断中发挥重要作用。

3. DNA 阵列技术　DNA 阵列等生物芯片技术可以同时检测上百种耐药基因，是建立在核酸杂交的基础上的，需要检测的多种耐药基因的探针被点样在固相表面，样本 DNA 经荧光标记或扩增后与芯片上的探针在严格的条件下进行杂交，然后用荧光扫描仪检测荧光信号。该方法高通量、高灵敏，但是成本也比较高。

4. 全基因组测序　随着测序技术的飞速发展，获得一个物种的全基因组序列已不是困难的事情，特别是相对简单的细菌基因组。明确耐药株的核酸全序列之后，可以在基因组水平对基因分布、代谢途径、调控通路有一个全面性的认识，特别是可以明确耐药基因的进化和传播机制,深入了解目前广泛存在的细菌泛耐药问题。比较传统的方法是先构建全基因组 DNA 文库,利用载体克隆大量的文库 DNA 片段进行毛细管电泳测序,再将测序片段进行拼接以获得完整的基因组全长。

## 三、基质辅助激光解吸电离飞行时间质谱技术

基质辅助激光解吸电离飞行时间质谱(matrix-assisted laser desorption ionization time of flight mass spectrometry,MALDI-TOF MS)是近十年发展起来的一种新型软电离质谱技术,MALDI 的原理是用激光照射样品与基质形成共结晶薄膜,基质从激光中吸收能量传递给生物分子,而电离过程中将质子转移到生物分子或从生物分子到质子,而使生物分子电离的过程。TOF 的原理是离子在电场作用下加速飞过飞行管道,根据到达检测器的飞行时间不同而被检测,即测定离子的质荷比($M/Z$)与离子的飞行时间成正比,从而检测离子。在临床微生物鉴定领域,应用 MALDI-TOF MS 技术在细菌、真菌、分枝杆菌的鉴定结果与 PCR 测序技术的结果一致,在检测某些耐药酶(碳青霉烯类耐药酶)方面也获得成功。

## ▶ 参考文献

[ 1 ] Clinical and Laboratory Standards Institute. Performance standards of antimicrobial susceptibility testing:Thirty informational supplement. CLSI document M100-S30,Wayne:CLSI,2020.

[ 2 ] JAMES VERSALOVIC. Manual of Clinical Microbiology. Washington DC:American Society for Microbiology,2011.

[ 3 ] 倪语星 . 临床微生物学与检验 . 北京:人民卫生出版社,

2007.

[4] 徐英春.北京协和医院医疗诊疗常规.北京:人民卫生出版社,2006.

[5] DOI Y,POTOSKI BA,ADAMS-HADUCH JM,et al. Simple disk-based method for detection of Klebsiella pneumoniae carbapenemase-type β-Lactamase by use of a boronic acid compound. J Clin Microbiol,2008,46(12):4083-4086.

[6] 李媛睿,刘婧娴,俞静,等.应用基质辅助激光解析电离飞行时间质谱检测产碳青霉烯酶肠杆菌目细菌对厄他培南的水解能力.中国感染与化疗杂志,2016,16(5):608-613.

[7] HOPKINS KL,MEUNIER D,NAAS T,et al. Evaluation of the NG-Test CARBA 5 multiplex immunochromatographic assay for the detection of KPC,OXA-48-like,NDM,VIM and IMP carbapenemases. J Antimicrob Chemother,2018,73(12):3523-3526.

[8] MOORE NM,CANTON R,CARRETTO E,et al. Rapid Identification of Five Classes of Carbapenem Resistance Genes Directly from Rectal Swabs by Use of the Xpert Carba-R Assay. J Clin Microbiol,2017,55(7):2268-2275.

[9] DE ANGELIS G,GROSSI A,MENCHINELLI G,et al. Rapid molecular tests for detection of antimicrobial resistance determinants in Gram-negative organisms from positive blood cultures:a systematic review and meta-analysis. Clin Microbiol Infect,2020,26(3):271-280.

[10] 喻华,徐雪松,李敏,等.肠杆菌目细菌碳青霉烯酶的实验室检测和临床报告规范专家共识.中国感染与化疗杂志,2020,20(6):671-680.

(刘亚丽 程敬伟 范 欣

张 丽 胡付品 徐英春)

# 第三章 耐药革兰氏阴性菌感染常用抗菌药物及给药方案

## 第一节 总 论

虽然目前临床应用的抗菌药物约有150种,但近年来革兰氏阴性菌对抗菌药物的耐药性不断上升,出现了对所有或几乎所有抗菌药物耐药的PDR、XDR菌株,并呈增多的趋势,对这些耐药菌感染的治疗可选用的抗菌药物有限。尽管近年来抗革兰氏阴性菌药物的研发取得了一定的进展,但是耐药革兰氏阴性菌感染的治疗仍然需要经常依赖抗菌药物的联合应用和基于药代动力学/药效动力学(PK/PD)原理优化给药方案。本章介绍治疗耐药革兰氏阴性菌感染的抗菌药物及给药方案,旨在进一步促进合理应用抗菌药物,有效控制耐药革兰氏阴性菌感染。

本章仅介绍治疗耐药革兰氏阴性菌感染的抗菌药物品种;各抗菌药物的叙述不求面面俱到,重点介绍这些药物对革兰氏阴性菌尤其产ESBL、XDR和PDR菌株的抗菌活性;评价其在治疗此类耐药菌感染中的临床地位;阐述基于PK/PD原理的给药方案的优化。同时阐述了抗菌药物联合应用的意义,抗菌药物联合增强对耐药革兰氏阴性菌杀菌作用的可能机制,以及抗菌药物联合应用治疗耐药革兰氏阴性菌感染的原则。

(王 睿 杨 帆 张 菁)

# 第二节 常用抗菌药物简介

## 一、头孢菌素类

用于多重耐药革兰氏阴性菌感染的头孢菌素类主要品种为第三代的头孢他啶、第四代的头孢吡肟和新型的铁载体头孢菌素头孢地尔。

【抗菌作用】CHINET（2020 年）数据显示，大肠埃希菌、肺炎克雷伯菌对头孢他啶的耐药率为 25.7%，对头孢吡肟为 25.9%。头孢他啶可被肠杆菌目细菌产生的 ESBL 和 AmpC 酶水解，头孢吡肟对 AmpC 酶稳定，因此肠杆菌目细菌对头孢他啶的耐药率（36.0%）高于对头孢吡肟（17.2%）。铜绿假单胞菌对两者的耐药率分别为 15.2%、10.9%；不动杆菌属对两者的耐药率均较高，分别为 67.9%、64.8%。

头孢地尔对产 ESBL、AmpC 酶、KPC、OXA-48、NDM、VIM 等的肠杆菌目细菌、铜绿假单胞菌和鲍曼不动杆菌具有体外活性，对产 L1 和 L2 的嗜麦芽窄食单胞菌具有体外活性，对 mcr-1 基因所致的耐多黏菌素大肠埃希菌具有活性。

【药代动力学】头孢他啶、头孢吡肟和头孢地尔的消除半衰期（$t_{1/2}$）为 2~3 小时。头孢他啶和头孢吡肟在各种组织、体液（如胆汁）、腹膜液、水疱液、气管黏膜、痰液、前列腺液、阑尾和尿液广泛分布，并可达到有效治疗药物浓度，两药在脑膜有炎症时穿透性更强。头孢地尔在上皮细胞衬液有一定浓度。3 种药均主要自肾脏排出，头孢他啶 24 小时内排出给药量的 80%~90%，头孢吡肟几乎全部从肾脏排出，头孢地尔排出给药量的 98.6%。

【临床应用】头孢他啶和头孢吡肟常联合其他抗菌药物如氨基糖苷类、环丙沙星和磷霉素治疗 MDR 或 XDR 铜绿假单胞菌属细菌引起的肺炎、血流感染、腹腔感染和尿路感染等。头孢地尔被批准用于大肠埃希菌、肺炎克雷伯菌、奇异变形杆菌、铜绿假单胞菌、阴沟肠杆菌、鲍曼不动杆菌和黏质沙雷菌所引起的复杂性尿路感染（complicated urinary tract infection，cUTI，包括肾盂肾炎）、医院获得性细菌性肺炎（hospital-acquired bacterial pneumonia，HABP）和呼吸机相关性细菌性肺炎（ventilator-associated bacterial pneumonia，VABP）。

【给药方案】3 种药物属于时间依赖性药物，PK/PD 指数为 %$T$>MIC，因此均宜一日多次给药。对于一些 MDR 或 XDR 铜绿假单胞菌属等细菌，头孢他啶和头孢吡肟的血药浓度在给药间期宜高于该类细菌 MIC 的 4~5 倍。因此在保证两药安全性的情况下，建议提高单次给药剂量，头孢吡肟可通过延长静脉滴注时间或采取持续静脉滴注的给药方式以提高其微生物学疗效。由于头孢他啶配制溶液后室温放置不稳定性，因此不推荐持续静脉滴注给药。头孢地尔推荐剂量为 2g，每 8 小时给药 1 次，静脉输注 3 小时及以上。

【不良反应】3 种药物不良反应轻而少见。最常见的不良反应为过敏反应、胃肠道反应等。头孢地尔已有中枢神经系统不良反应（如癫痫发作）报道，如果出现局灶性震颤、肌阵挛或癫痫发作，应评估患者以确定是否应停用头孢地尔。HABP 和 VABP 患者的头孢地尔临床试验中，肝功能升高（16%）、低钾血症（11%）和腹泻（9%）发生频率最高，与对照药美罗培南类似。

## 二、氨曲南

氨曲南属于单环 β-内酰胺类抗生素。

**【抗菌作用】**氨曲南对包括铜绿假单胞菌在内的大多数需氧革兰氏阴性菌具有高度抗菌活性,但对铜绿假单胞菌以外的假单胞菌属和不动杆菌属细菌抗菌作用较差。氨曲南 4 位的 α-甲基增强了其对 β-内酰胺酶的稳定性,因而对多种 Ambler A 组 β-内酰胺酶和 B 组金属酶(如 NDM-1)稳定,但可被 A 组超广谱 β-内酰胺酶、碳青霉烯酶和 C 组 β-内酰胺酶水解。CARSS(2019 年)监测结果显示:大肠埃希菌和肺炎克雷伯菌对氨曲南的耐药率为 33.9% 和 25.9%。氨曲南与新的酶抑制剂阿维巴坦联合对 17 株产 NDM-1 细菌的 MIC 均 ≤4mg/L。

**【药代动力学】**氨曲南组织和体液分布广泛且浓度高,给药后大部分以原型随尿液排泄,少部分随粪便排出。血清消除半衰期($t_{1/2}$)为 1.5~2 小时,肾功能不全者消除半衰期明显延长。

**【临床应用】**适用于治疗敏感需氧革兰氏阴性菌所致的各类感染。氨曲南与阿米卡星或环丙沙星联合治疗包括产金属酶 NDM-1 在内的部分 XDR、PDR 肠杆菌目细菌所致的感染,但临床资料不多。治疗铜绿假单胞菌感染,尤其是治疗多重耐药铜绿假单胞菌感染时,氨曲南联合其他抗铜绿假单胞菌药物可发挥协同作用。氨曲南与阿维巴坦体外联合对产 NDM-1 肠杆菌目细菌有效,被推荐与头孢他啶阿维巴坦联合治疗产 NDM-1 等金属酶肠杆菌目细菌感染。

**【给药方案】**氨曲南是时间依赖性抗生素,PK/PD 指数是 %$T$>MIC,一般认为该值超过 50%,预示临床可能获得疗效。PK/PD 研究结果显示:对于 MIC<4mg/L 的菌株,氨曲南每 8 小时静脉给药 1g,94% 以上患者(包括肺纤维化患者)的 %$T$>MIC 可以超过 50%。MIC 为 8mg/L 时,每 8 小时给药 2g,83% 以上可以超过 50%。

治疗尿路感染者,推荐氨曲南,每 8 小时或 12 小时静脉给药 0.5g 或 1g;中、重度感染者,每 8 小时或 12 小时静脉给药氨曲南 1g 或 2g;铜绿假单胞菌严重感染者,每 6 小时或 8 小时静脉给药氨曲南 2g。

【不良反应】较少见,全身不良反应的发生率为 1%~1.3% 或更低。与其他 β- 内酰胺类的交叉过敏发生率较低,可谨慎用于某些对青霉素和 / 或头孢菌素过敏患者。

### 三、碳青霉烯类

碳青霉烯类抗生素在国内临床应用的主要品种包括亚胺培南(Imipenem)、美罗培南(Meropenem)、比阿培南(Biapenem)、厄他培南(Ertapenem)。碳青霉烯类作用于青霉素结合蛋白,阻碍细胞壁黏肽合成。美罗培南、比阿培南及厄他培南对肾脱氢肽酶(DHP)稳定,可单用。亚胺培南需与等量的 DHP 抑制剂西司他丁(Cilastatin)联用。

【抗菌作用】碳青霉烯类药物对大多数革兰氏阳性需氧菌、革兰氏阴性需氧菌和厌氧菌有广谱的抗菌作用,尤其对多重耐药革兰氏阴性菌显示优良的抗菌活性,对多数 β- 内酰胺酶高度稳定。对产 ESBL 酶的大肠埃希菌和肺炎克雷伯菌,产 AmpC 酶的阴沟肠杆菌、沙雷菌属、柠檬酸杆菌属等肠杆菌目细菌作用强大。CHINET(2020 年)数据显示,大肠埃希菌及克雷伯菌属对碳青霉烯类(亚胺培南、美罗培南及厄他培南)的耐药率为 2.2%~2.8% 及 17.4%~22.4%。

碳青霉烯类药物对非发酵糖细菌如铜绿假单胞菌、不动杆菌属等具有较高的抗菌活性。铜绿假单胞菌对抗菌药物的耐药率近年来基本稳定,我国 2020 年临床分离株对亚胺培南及美罗培南的耐药率为 19.3%~

23.2%;不动杆菌属的耐药性上升迅速,2020 年临床分离株对碳青霉烯类的耐药率为 68.1%~69.0%。

多数黄杆菌属、嗜麦芽窄食单胞菌和部分洋葱伯克霍尔德菌对此类药物耐药,厄他培南对铜绿假单胞菌、不动杆菌属等非发酵糖细菌的抗菌作用差。

【药代动力学】碳青霉烯类药物血药浓度较高,体内分布广泛,能通过胎盘,难以通过血脑脊液屏障。血浆消除半衰期($t_{1/2}$)多为 1 小时,主要经肾排泄,肾功能减退时血药浓度上升,$t_{1/2}$ 延长。厄他培南 $t_{1/2}$ 约为 5 小时,可一日 1 次给药。

碳青霉烯类属于时间依赖性抗菌药物,最重要的预测细菌学与临床疗效的 PK/PD 指数是 %$T$>MIC。重症感染可通过提高剂量、缩短给药间隔时间或延长静脉滴注时间来提高疗效。PK/PD 研究显示,对于一些敏感性下降的菌株(MIC 为 4~8mg/L),在保证药物稳定性的前提条件下,延长碳青霉烯类抗生素输注滴注时间至 2~3 小时对部分感染病例有效。

【临床应用】碳青霉烯类用于治疗多重耐药革兰氏阴性菌所致的严重感染,为治疗产 ESBL 及产 AmpC 酶肠杆菌目细菌感染最为常用的药物,为治疗 MDR 鲍曼不动杆菌、铜绿假单胞菌感染的推荐药物。对于 XDR、PDR 铜绿假单胞菌或鲍曼不动杆菌感染可采用联合用药,常与多黏菌素类、替加环素、磷霉素、舒巴坦、利福平等联合应用。碳青霉烯类也可用于碳青霉烯类耐药肠杆菌目细菌(CRE)感染的治疗,需要满足以下条件:① MIC≤4mg/L;②大剂量(如美罗培南 2g,每 8 小时 1 次;亚胺培南 1g,每 6 小时 1 次)给药;③延长静脉滴注时间,不建议亚胺培南静脉滴注时间超过 2 小时,美罗培南可 3 小时及以上。

【不良反应】最常见的不良反应是胃肠道反应、

皮疹等过敏反应、癫痫等神经系统不良反应、菌群失调与二重感染、血清氨基转移酶或胆红素升高、肾功能损害等。

## 四、β-内酰胺酶抑制剂复合制剂

目前临床上应用的β-内酰胺酶抑制剂有克拉维酸、舒巴坦、他唑巴坦 3 种,新型 β-内酰胺酶抑制剂 Avibactam 于 2019 年在我国被批准上市。酶抑制剂与 β-内酰胺类组成的复方制剂主要有:①阿莫西林-克拉维酸(Amoxicillin-Clavulanate);②替卡西林-克拉维酸(Ticarcillin-Clavulanate);③氨苄西林-舒巴坦(Ampicillin-Sulbactam);④头孢哌酮-舒巴坦(Cefoperazone-Sulbactam);⑤哌拉西林-他唑巴坦(Piperacillin-Tazobactam);⑥头孢他啶-阿维巴坦(Ceftazidime-Avibactam);⑦头孢洛扎-他唑巴坦(Ceftolozane-Tazobactam);⑧美罗培南-法硼巴坦(Meropenem-Vaborbactam);⑨亚胺培南-西司他丁/雷利巴坦(Imipenem-Cilastatin/Relebactam)。⑦~⑨目前在我国均没有上市。

【抗菌作用】①舒巴坦对不动杆菌属具有一定的抗菌作用,其他 β-内酰胺酶抑制剂仅具有微弱的抗菌作用;②β-内酰胺酶抑制剂对多数质粒介导的和部分染色体介导的 β-内酰胺酶有较强抑制作用,与阿莫西林、氨苄西林、哌拉西林、替卡西林、头孢哌酮等联合后可保护该类抗菌药物不被细菌产生的灭活酶水解。

克拉维酸、舒巴坦、他唑巴坦均含有 β-内酰胺环结构,为不可逆竞争性抑制剂,能抑制除碳青霉烯酶外的大部分 A 类 β-内酰胺酶,但对 B 类、C 类、D 类酶的绝大多数没有抑制能力。阿维巴坦和雷利巴坦属于三乙烯二胺类(DABCO)的酶抑制剂,不具有 β-内酰胺结构,因此不易被水解,具有更加广谱的 β- 内酰胺酶抑制作用和可逆的抑酶效果,能够抑制包括碳青霉烯酶在内的 A 类、C 类 β- 内酰胺酶。阿维巴坦还对 D 类酶中的 OXA-48 具有抑制作用,但是雷利巴坦无法抑制 OXA-48。法硼巴坦是属于硼酸复合物的新一代酶抑制剂,能够抑制包括碳青霉烯酶在内的 A 类、C 类 β- 内酰胺酶,但对包括 OXA-48 在内的 D 类碳青霉烯酶无抑制作用。酶抑制剂复方制剂对临床常见革兰氏阴性菌包括肠杆菌目细菌及非发酵糖细菌均具有良好的抗菌活性,各个品种有其不同的特性。9 种常用的 β- 内酰胺酶抑制剂复合制剂对革兰氏阴性菌的抗菌作用见表 3-1。

表 3-1　β- 内酰胺酶抑制剂复方制剂对革兰氏阴性菌的抗菌作用

| 细菌 | 肠杆菌目细菌 | 铜绿假单胞菌 | 鲍曼不动杆菌 | 嗜麦芽窄食单胞菌 |
|---|---|---|---|---|
| 氨苄西林 - 舒巴坦 | ++ | – | ++ | |
| 阿莫西林 - 克拉维酸 | +++ | – | – | – |
| 替卡西林 - 克拉维酸 | ++ | ++ | – | ++ |
| 哌拉西林 - 他唑巴坦 | ++++ | +++ | + | |
| 头孢哌酮 - 舒巴坦 | ++++ | +++ | +++ | ++++ |
| 头孢洛扎 - 他唑巴坦 | +++ | +++ | + | |
| 头孢他啶 - 阿维巴坦 | +++ | +++ | + | |
| 美罗培南 - 法硼巴坦 | +++ | +++ | + | |
| 亚胺培南 - 西司他丁 /雷利巴坦 | +++ | +++ | +++ | |

注:作用强度 +++~++++ 表示很强作用,++ 表示较强作用,+ 表示有作用,– 表示无作用。

【药代动力学】β-内酰胺酶抑制剂复方制剂的药代动力学参数如表 3-2 所示。β-内酰胺酶抑制剂复合制剂中两药的药代动力学性质相近，消除半衰期较短，β-内酰胺类抗生素 PK/PD 主要指数为 %$T$>MIC，阿维巴坦和他唑巴坦最佳 PK/PD 指数为 %$T$>$C_T$（抑制 β-内酰胺酶活性最低浓度时间占给药间隔百分率），法硼巴坦和雷利巴坦为 AUC/MIC（MIC 为两药联合 MIC），两者在体内的有效浓度能共同维持足够的作用时间以发挥更好的杀菌效果。

【临床应用】β-内酰胺酶抑制剂复方制剂主要用于治疗产酶细菌所致的各类感染。β-内酰胺酶抑制剂复方制剂对产 ESBL 肠杆菌目细菌具较好的抗菌活性，产 ESBL 大肠埃希菌对头孢哌酮-舒巴坦及哌拉西林-他唑巴坦的耐药率约为 5%~10%，产 ESBL 克雷伯菌属对这 2 个 β-内酰胺酶抑制剂复方制剂的耐药率约为 30%~40%。β-内酰胺酶抑制剂复方制剂用于产 ESBL 所致各类感染的治疗。阿莫西林-克拉维酸为此类药物中唯一可以口服的药物，可用于产 ESBL 肠杆菌目细菌所致的轻、中度感染的门诊治疗。

哌拉西林-他唑巴坦、替卡西林-克拉维酸及头孢哌酮-舒巴坦被推荐用于 MDR 铜绿假单胞菌感染的治疗。含舒巴坦的复方制剂头孢哌酮-舒巴坦及氨苄西林-舒巴坦对不动杆菌属具良好的抗菌活性，被推荐为 MDR 不动杆菌属感染的治疗药物。头孢哌酮-舒巴坦及替卡西林-克拉维酸被推荐为嗜麦芽窄食单胞菌感染的治疗药物之一。

头孢他啶-阿维巴坦、美罗培南-法硼巴坦和亚胺培南-西司他丁/雷利巴坦被推荐用于产 ESBL、KPC 肠杆菌目细菌引起的复杂性腹腔内感染（complicated intra-abdominal infections，cIAI）时需联合甲硝唑，另外

表 3-2　β- 内酰胺酶抑制剂复合制剂药代动力学参数

| 药物 | 剂量 /g | 用法 | 血峰浓度 /（μg/ml） | 清除半衰期 /h | 蛋白结合率 /% | 肾清除率 /% |
|---|---|---|---|---|---|---|
| 氨苄西林 - 舒巴坦 | 2/1 | i.v. | 109~150/44~88 | 1/1 | 28/38 | 75~85/75~85 |
| 哌拉西林 - 他唑巴坦 | 4/0.5 | i.v. | 298/34 | 0.7~1.2/0.7~1.2 | 30/30 | 68/80 |
| 替卡西林 - 克拉维酸 | 3/0.1 | i.v. | 324/8.0 | 1.1/1.1 | 42/25 | 60~70/35~45 |
| 阿莫西林 - 克拉维酸 | 250/125mg | p.o. | 5.6/3.4 | 1.4/1.1 | 20/30 | 60/50 |
| 阿莫西林 - 克拉维酸 | 0.5/0.1 | i.v. | 32.2/10.5 | 1.07/1.12 | 18/25 | 66.5/46.0 |
| | 1/0.2 | i.v. | 105.4/28.5 | 0.9/0.9 | | 77.4/63.8 |
| 头孢哌酮 - 舒巴坦 | 1/1 | i.v. | 236.8/130.2 | 1.7/1 | 70~90/38 | 25/84 |
| | 1/0.5 | i.m. | 64.2/19.0 | | | |
| 头孢洛扎 - 他唑巴坦 | 1/0.5 | i.v. 1h | 65.7/17.8 | 3~4/2~3 | 16~21/30 | >95/>80 |
| | 2/1 | i.v. 1h | 105/26.4 | | | |
| 头孢他啶 - 阿维巴坦 | 2/0.5 | i.v. 2h | 90.4/14.6 | 2.76/2.71 | <10/5.7~8.2 | 80~90/85 |
| 美罗培南 - 法硼巴坦 | 2/2 | i.v. 3h | 43.4/55.6 | 1.22/1.68 | 2/33 | 40~60/75~95 |
| 亚胺培南 - 西司他丁 / 雷利巴坦 | 0.5/0.5/0.25 | i.v. 0.5h | 104.3/101/64.0 | 1/0.97/1.2 | 20/40/22 | 63/77/>90 |

58

用于复杂性尿路感染（包括肾盂肾炎）和医院获得性肺炎 / 呼吸机相关性肺炎。

酶抑制剂复方制剂也常与多黏菌素类、替加环素、氨基糖苷类等联合用于 XDR 或 PDR 革兰氏阴性菌感染的治疗。

**【给药方案】**哌拉西林 - 他唑巴坦的一般剂量为每次 4.5g，每 8 小时给药 1 次，对于严重感染可通过缩短给药间隔或延长滴注时间提高临床疗效。阿莫西林 - 克拉维酸的常用剂量为每次 1.2g，每 8 小时或每 6 小时静脉滴注 1 次；或每次 625mg，每 12 小时口服 1 次。氨苄西林 - 舒巴坦的常用量为每次 1.5~3g，每 6 小时静脉滴注 1 次。替卡西林 - 克拉维酸钾常用量为每次 1.6~3.2g，每 6~8 小时静脉滴注 1 次；最大剂量为 3.2g，每 4 小时静脉滴注 1 次。头孢哌酮 - 舒巴坦 2∶1 复合制剂治疗 MDR 革兰氏阴性菌感染的常用剂量为 3g，每 8 小时静脉滴注 1 次。头孢哌酮 - 舒巴坦治疗 XDR 鲍曼不动杆菌感染时舒巴坦的最大剂量每日可达 12g（即 3g，每 4 小时给药 1 次）。常与替加环素、米诺环素、碳青霉烯类或氨基糖苷类等药物联合用药。头孢他啶 - 阿维巴坦的常用剂量为 2.5g，每 8 小时给药 1 次，静脉输注 2 小时以上，治疗复杂性腹腔内感染应联合使用甲硝唑。头孢洛扎 - 他唑巴坦常用剂量为 1.5g，每 8 小时给药 1 次，静脉输注 1 小时以上。美罗培南 - 法硼巴坦的常用剂量为 4g，每 8 小时给药 1 次，静脉输注时间应大于 3 小时。亚胺培南 - 西司他丁 / 雷利巴坦常用剂量为 1.25g，每 6 小时给药 1 次，静脉输注时间应大于 30 分钟。需根据肾功能调整剂量。

**【不良反应】**β- 内酰胺酶抑制剂复方制剂不良反应的发生率较低，常见的不良反应为过敏反应如皮疹及皮肤瘙痒，严重者可出现过敏性休克；可能发生二重感染和菌群失调,还可出现静脉炎、腹泻、恶心、头痛、头晕等症状,或肝功能异常,肌酐、尿素氮浓度升高等。头孢哌酮-舒巴坦偶见维生素 K 缺乏和出血倾向,用药前后饮酒,可致双硫仑样反应。

## 五、头霉素类

头霉素类抗菌药物目前用于临床的主要品种有头孢西丁、头孢美唑、头孢米诺。

【抗菌作用】头霉素类的抗菌活性大多与第二代头孢菌素相似,但在以下两方面有别于第二代头孢菌素:①头霉素类对类杆菌属等厌氧菌具有抗菌活性;②对超广谱 β-内酰胺酶(ESBL)稳定。此类药物对大肠埃希菌、肺炎克雷伯菌、变形杆菌属等肠杆菌目细菌具有较强的抗菌活性,但对铜绿假单胞菌、鲍曼不动杆菌、嗜麦芽窄食单胞菌等非发酵糖细菌的作用差或无抗菌活性。CHINET(2020 年)数据显示,大肠埃希菌和克雷伯菌属对头孢西丁的耐药率分别为 11.2% 和 29.8%。

【药代动力学】头孢西丁、头孢美唑和头孢米诺的血清消除半衰期($t_{1/2}$)分别约为 1.0 小时、1.28 小时和 2.5 小时。此类药物可广泛分布于体内各组织,但药物浓度均低于血清浓度。头孢西丁和头孢美唑难以透过正常的脑膜,而头孢米诺在脑脊液中浓度较高。

【临床应用】此类药物用于肠杆菌目细菌等革兰氏阴性菌以及类杆菌属等厌氧菌所致的感染,也用于需氧菌与厌氧菌的混合感染。尽管在体外产 ESBL 肠杆菌目细菌对这类药物敏感率高,但头霉素类治疗产 ESBL 肠杆菌目细菌感染的循证医学证据缺乏,亦未被权威指南推荐。即使体外药敏试验提示敏感,本类药物用于产 ESBL 肠杆菌目细菌感染宜谨慎,且应限于轻、中度感染。

【给药方案】一般为每次 1~2g,每 8~12 小时 1 次;可加量至每次 1~2g,每 4~6 小时 1 次,或每次 2g,每 6~8 小时 1 次。

【不良反应】此类药物不良反应主要为静脉炎、过敏反应和腹泻、恶心、呕吐等胃肠道反应,以及谷丙转氨酶(GPT)、谷草转氨酶(GOT)、胆红素升高等实验室异常。

## 六、氧头孢烯类

氧头孢烯类抗菌药物现有品种为拉氧头孢和氟氧头孢。

【抗菌作用】氧头孢烯类对大肠埃希菌、克雷伯菌属、肠杆菌属、变形杆菌属、沙雷菌属等肠杆菌目细菌均具有良好的抗菌活性,对产 ESBL 肠杆菌目细菌有效,对类杆菌属等厌氧菌也有良好的抗菌活性。

【药代动力学】该类药物肌内注射、静脉给药的血清消除半衰期($t_{1/2}$)为 0.75~2.75 小时,氟氧头孢的血药浓度比拉氧头孢高 1.5 倍。24 小时累积尿排出量为 67%~90%。此类药物可迅速分布于各组织、体液中,对血脑脊液屏障的穿透性好,主要经肾小球滤过排泄。

【临床应用】此类药物适用于肠杆菌目细菌等革兰氏阴性菌以及类杆菌属等厌氧菌所致的感染。体外抗菌活性及蒙特卡洛模拟显示通过增加给药频率和延长静脉滴注时间,此类药物治疗产 ESBL 大肠埃希菌和肺炎克雷伯菌的 PK/PD 达标概率可大于 80%,但未经临床验证。

【给药方案】成人剂量一般为每日 1~2g,分 2 次静脉注射给药,可增至每日 4g 或更多。

【不良反应】以皮疹最为多见,可出现血清氨基转移酶升高。拉氧头孢可导致凝血功能异常和双硫仑样反应。

## 七、青霉烯类

青霉烯类抗菌药物具有抗菌谱广、抗菌活性强和对 β- 内酰胺酶稳定等特点。目前临床应用的品种仅有法罗培南，国内目前仅有法罗培南钠口服剂型。

【抗菌作用】法罗培南对大肠埃希菌、克雷伯菌属、沙门菌属、志贺菌属、变形杆菌属、阴沟肠杆菌及柠檬酸杆菌属等肠杆菌目细菌具有良好的抗菌活性，但对铜绿假单胞菌、鲍曼不动杆菌等非发酵糖细菌的作用差或无活性。法罗培南对类杆菌属等厌氧菌也有良好的抗菌活性。对大多数 β- 内酰胺酶，包括 ESBL 和 AmpC 酶稳定。

【药代动力学】法罗培南的口服生物利用度仅 20%~30%，空腹单剂口服 150mg、300mg 和 600mg 的血药峰浓度分别为 2.36mg/L、6.24mg/L 和 7.37mg/L。血清 $t_{1/2}$ 为 1 小时。因受肾脱氢肽酶 -1（DHP-1）水解，该药尿排泄率 12 小时内约为 5%。

【临床应用】法罗培南的适应证为社区获得性肺炎（community-acquired pneumonia，CAP）、鼻窦炎、慢性支气管炎急性发作和皮肤软组织感染等。由于其对 β- 内酰胺酶稳定，可用于产 ESBL 或 AmpC 酶肠杆菌目细菌所致的轻、中度感染。但需注意法罗培南片剂生物利用度低，口服后血浆和组织浓度低，使其应用受限。

【给药方案】成人患者每次 200~300mg，每日 2~3 次口服。

【不良反应】主要不良反应有恶心、腹泻、腹痛等胃肠道反应。

## 八、氨基糖苷类

氨基糖苷类抗菌药物主要包括庆大霉素、妥布霉素和半合成的阿米卡星及异帕米星等。此类药物主要作用于细菌核糖体,抑制蛋白质的合成,并破坏细菌细胞膜完整性。

【抗菌作用】氨基糖苷类对革兰氏阴性需氧菌有强大的抗菌活性,CHINET(2020 年)数据显示,大肠埃希菌及克雷伯菌属对阿米卡星的耐药率分别为 2.7% 和 15.7%,明显低于对庆大霉素的耐药率(37.4% 和 28.9%);铜绿假单胞菌及不动杆菌属对其的耐药率分别为 4.5% 及 50.7%。阿米卡星对产 ESBL 肠杆菌目细菌也具有良好的抗菌活性,碳青霉烯类耐药肠杆菌目细菌对阿米卡星的敏感率为 49.6%。一些研究显示妥布霉素对铜绿假单胞菌和鲍曼不动杆菌的 MIC 值较庆大霉素低 2~4 倍;异帕米星对多种氨基糖苷类钝化酶稳定,对庆大霉素、妥布霉素耐药的许多菌株仍对其敏感。

【药代动力学】氨基糖苷类血清蛋白结合率大多低于 10%。肾功能正常者血浆消除半衰期($t_{1/2}$)为 2~3 小时,注射给药后在多数组织中的浓度低于血药浓度,脑脊液浓度不到血药浓度的 1%。此类药物约 90% 以原型经肾小球滤过排出,多次给药后可在肾脏皮质、内耳内外淋巴液中积蓄,肾皮质内药物浓度可达血药浓度的 10~50 倍,并消除缓慢。同时此类药物在内耳外淋巴液的浓度亦下降缓慢,因此浓度越高者耳、肾毒性越严重。血液透析可清除大部分药物。

【临床应用】氨基糖苷类药物常联合其他抗菌药物如碳青霉烯类、β- 内酰胺酶抑制剂复方制剂、氟喹诺酮类和替加环素治疗 MDR、XDR 肠杆菌目细菌、铜绿假单胞菌及鲍曼不动杆菌感染。阿米卡星、异帕米星常联合替加环素、多黏菌素类、磷霉素等治疗 XDR 肠杆菌目细菌如碳青霉烯类耐药肺炎克雷伯菌引起的感染。阿米卡星、异帕米星、妥布霉素常联合抗铜绿假单胞菌，β- 内酰胺类、环丙沙星联合治疗 XDR 铜绿假单胞菌引起的感染。

【给药方案】此类药物一日给药 1 次，常用剂量为庆大霉素和妥布霉素 5.1mg/kg、阿米卡星 15mg/kg 和异帕米星 8mg/kg（严重者 15mg/kg）。治疗严重感染时，不论肾功能状况如何均应给予首次负荷剂量以保证迅速达到有效浓度。此类药物血药浓度和消除半衰期在不同个体间差异很大，治疗剂量和中毒剂量较为接近，故宜开展血药浓度监测（therapeutic drug monitoring，TDM），指导个体化给药。

氨基糖苷类属于浓度依赖性抗菌药物，对革兰氏阴性菌的抗生素后效应（post-antibiotic effect，PAE）和亚最低抑菌浓度下的抗生素后效应（post-antibiotic sub-MIC effect，PA SME）均较长，当此类药物对革兰氏阴性杆菌的 PK/PD 指数 $C_{max}$/MIC≥8~10 和 AUC$_{24h}$/MIC≥100 时，可有效提高微生物学效率，并可降低细菌的适应性耐药，减少耐药突变株的产生。

【不良反应】氨基糖苷类最主要的不良反应为对肾、听力、前庭器官的毒性作用和神经肌肉阻滞作用。临床报道此类药物治疗严重感染患者的肾毒性发生率为 5%~10%，主要损害肾近曲小管，并且损害程度与给药剂量、疗程成正比，大多损害为可逆性，停药后数日逐渐恢复。耳毒性主要表现为前庭功能失调和耳蜗神经损害。

## 九、喹诺酮类

喹诺酮类药物的品种较多，此处主要介绍目前临床应用最多的 4 个品种：左氧氟沙星、环丙沙星、莫西沙星和西他沙星。此类药物对革兰氏阴性菌的作用机制为通过抑制细菌 DNA 旋转酶而起快速杀菌的作用。

【抗菌作用】氟喹诺酮类药物抗菌谱广，对肺炎克雷伯菌、肠杆菌属、变形杆菌属等肠杆菌目细菌具有良好的抗菌活性。近年来，革兰氏阴性菌对此类药物的耐药性逐渐增长，不同品种间交叉耐药，其中耐药率最高的是大肠埃希菌，CHINET（2020 年）数据显示，大肠埃希菌对环丙沙星的耐药率约为 57.4%，克雷伯菌属对环丙沙星的耐药率为 34.0%。

喹诺酮类对不动杆菌属、铜绿假单胞菌和嗜麦芽窄食单胞菌等亦有良好的抗菌活性，西他沙星对产 ESBL 的革兰氏阴性菌抗菌活性强于其他 3 种药物，对产 ESBL 的肺炎克雷伯菌的 $MIC_{50}$ 值为 0.25mg/L，对产 ESBL 的大肠埃希菌 $MIC_{50}$ 值为 2mg/L，对铜绿假单胞和嗜麦芽窄食单胞菌的 $MIC_{50}$ 值为 0.5mg/L，对鲍曼不动杆菌的 $MIC_{50}$ 值为 1mg/L。莫西沙星和西他沙星对嗜麦芽窄食单胞菌的抗菌活性强于其他两药。CHINET（2020 年）数据显示，不动杆菌属对环丙沙星的耐药率高达 68.7%，但铜绿假单胞菌对环丙沙星的耐药率为 12.8%，嗜麦芽窄食单胞菌对左氧氟沙星的耐药率仅 10.8%。西他沙星可联合多黏菌素类药物使用，对多黏菌素耐药鲍曼不动杆菌协同率可达 20%。

【药代动力学】此 4 种氟喹诺酮类药物口服后 1~3 小时均可达血药峰浓度，左氧氟沙星和莫西沙星口服生物利用度高达 90% 及以上。4 种药物可广泛分布至各种组织、体液中，尤其分布于前列腺、胆汁、肺组织、支气管分泌物中，在白细胞和巨噬细胞内也可达到较高浓度，在感染部位可达有效抑菌或杀菌浓度。中国上市的除西他沙星只有口服片剂外，其他 3 种药物均有口服制剂及注射剂,对于重症或不能口服用药的患者可先静脉给药,病情好转后改为口服进行序贯治疗。莫西沙星的消除半衰期较长(约 12 小时),其次为左氧氟沙星、西他沙星、环丙沙星,每日给药 1~2 次即可。左氧氟沙星和西他沙星主要自肾脏排泄,环丙沙星和莫西沙星则通过肾脏和非肾脏两条途径排泄。

【临床应用】产 ESBL 大肠埃希菌对喹诺酮类耐药率高,但产 ESBL 肺炎克雷伯菌的敏感率近 50%,西他沙星对产 ESBL 的氟喹诺酮耐药大肠埃希菌仍具有较高的抗菌活性。对于喹诺酮类敏感的多重耐药肠杆菌目细菌引起的各类感染仍可选择单用喹诺酮类药物或与其他抗菌药联合应用。环丙沙星等喹诺酮类药物为治疗铜绿假单胞菌的主要抗菌药物之一,与 β- 内酰胺类等抗菌药物联合可用于治疗各类 MDR 铜绿假单胞菌感染。喹诺酮类为治疗嗜麦芽窄食单胞菌的 4 类主要抗菌药物之一,一般推荐左氧氟沙星,体外药敏试验显示莫西沙星的抗菌活性更强,但临床资料尚不多。根据随机、双盲、多中心、非劣效性试验结果,口服西他沙星治疗社区获得性肺炎不劣于口服左氧氟沙星,在治疗复杂性尿路感染时也不劣于口服左氧氟沙星。此外,氟喹诺酮类药物组织穿透性佳,适合治疗各类脓肿或其他药物不易到达部位的感染。

【给药方案】喹诺酮类属于浓度依赖性抗菌药,PAE 均较长,PK/PD 指数为 $C_{max}$/MIC 和 $AUC_{24h}$/MIC。当 $C_{max}$/MIC 值≥8~10 和 $AUC_{24h}$/MIC 值≥100 时,可明显降低喹诺酮类药物治疗革兰氏阴性杆菌包括铜绿假单胞菌疗程中耐药菌出现的危险性。推荐此类药物一日剂量 1 次给药方案,如莫西沙星 400mg/d 或左氧氟沙星 500mg/d、750mg/d 治疗社区获得性肺炎等感染,环丙沙星常用剂量为 0.4~0.8g/d,分 2 次静脉滴注。西他沙星为口服 50mg/d 或 100mg/d,每日 2 次。

【不良反应】此类药物最常见的不良反应为胃肠道反应,多数表现为食欲减退、消化不良、恶心、腹泻等,程度较轻。中枢神经系统不良反应发生率仅次于胃肠道反应,表现为失眠、头晕、头痛,停药后可缓解;较为严重的中枢反应如烦躁、焦虑、癫痫样发作和短暂性视力损害等,易在肾功能减退患者、有中枢神经系统基础疾患或药物相互作用的患者中发生。喹诺酮类不推荐用于儿童及骨骼生长期的患儿。

## 十、四环素类

四环素类是快速抑菌的广谱抗菌药物,现有四环素类的主要品种有四环素、多西环素和米诺环素,以及 2018 年 FDA 批准上市的依拉环素(Eravacycline)和奥玛环素(Omadacycline)。药物通过与核糖体 30S 亚单位上的 A 位特异性结合,阻止氨酰基 -tRNA 与核糖体结合,从而抑制肽链延长和蛋白质合成。替加环素也是四环素衍生物,目前归为甘酰胺环素类,单独成篇叙述。

【抗菌作用】米诺环素对包括产 ESBL 肠杆菌目细菌和碳青霉烯类耐药鲍曼不动杆菌在内的多重耐药革兰氏阴性菌具有一定的抗菌活性。2017—2018 年中国细菌耐药监测的革兰氏阴性菌监测报告显示,产 ESBL 大肠埃希菌和肺炎克雷伯菌对米诺环素的敏感率分别为 65.8% 和 46.2%;亚胺培南不敏感鲍曼不动杆菌对米诺环素敏感率为 32.9%。大量体外研究发现,米诺环素联合其他抗菌药对多重耐药鲍曼不动杆菌(MDR-AB)具有协同抗菌活性,联合多黏菌素 B 对泛耐药鲍曼不动杆菌(PDR-AB)有协同效应。米诺环素还对嗜麦芽窄食单胞菌和洋葱伯克霍尔德菌具有良好的抗菌活性,CHINET(2020年)监测显示,敏感率分别是 93.3% 和 83.6%。多西环素与米诺环素抗菌特点类似。四环素类对铜绿假单胞菌无作用。奥玛环素和依拉环素对产生超广谱 β- 内酰胺酶和碳青霉烯耐药的肠杆菌目细菌具有良好的抗菌活性,后者作用更强。

【药代动力学】米诺环素和多西环素口服吸收迅速完全,体内分布广泛,生物利用度为 95% 左右,蛋白结合率分别为 55%~75% 和 60%~95%,半衰期分别为 11~33 小时和 14~22 小时。米诺环素大部分由粪便排出,少部分由肾脏排泄。肝衰竭患者的米诺环素半衰期延长不明显。多西环素部分在肝内代谢灭活,35%~60% 由肾脏排泄,部分由粪便排出。肾功能损害患者药物自粪便排泄量增加,成为主要排泄途径。奥玛环素的蛋白结合率较低,为 20%,半衰期可达 16 小时。依拉环素在人体组织中的分布很高,平均分布体积为 321L,蛋白结合率随血浆浓度的增加而增加,在 79%~90% 之间。健康志愿者静脉注射 $1mg/(kg\cdot12h)$ 后,半衰期为 20 小时。口服制剂的药代动力学研究表明,该制剂的生物利用度为 28%,与静脉注射治疗相比,口服治疗期间的尿液浓度要低得多。值得注意的是,依拉环素不需要进行肾脏剂量调整,因为其大部分是通过非肾脏途径进行代谢的。

【临床应用】由于常见病原菌对四环素耐药严重,故仅适用于敏感菌所致的感染。米诺环素是少数几个推荐用于治疗嗜麦芽窄食单胞菌感染的抗菌药物之一,其针剂是美国 FDA 批准的 MDR-AB 感染的联合用药之一。米诺环素可联合头孢哌酮-舒巴坦、氨苄西林-舒巴坦或碳青霉烯类等治疗 MDR-AB 感染。国内目前无米诺环素针剂,可使用口服片剂或多西环素针剂。米诺环素在尿液中浓度低,不适用于尿路感染。禁用于 8 岁以下儿童。2018 年美国 FDA 批准奥玛环素用于治疗社区获得性细菌性肺炎和急性细菌性皮肤与皮肤结构感染。同年,依拉环素被美国 FDA 批准用于治疗复杂的腹腔感染和由耐药菌引起感染的无法接受替代药物的患者。

【给药方案】米诺环素属于时间依赖性药物,PK/PD 指数是 AUC/MIC,目前推荐剂量(100mg,每 12 小时 1 次)能达到其药效学靶值。治疗 MDR-AB、PDR-AB 感染,推荐米诺环素(给药方法同前)静脉滴注或口服;或多西环素针剂(剂量同米诺环素)。目前国内治疗 XDR-AB(广泛耐药鲍曼不动杆菌)、PDR-AB 引起的呼吸道感染,可给予大剂量舒巴坦或含舒巴坦制剂(如头孢哌酮 - 舒巴坦或氨苄西林 - 舒巴坦)+ 多西环素(100mg,每 12 小时 1 次或每日 3 次静脉滴注);治疗 XDR-AB、PDR-AB 引起的中枢神经系统感染及血流感染,可大剂量给予头孢哌酮 - 舒巴坦 + 多西环素 + 美罗培南,给药方法同上。治疗嗜麦芽窄食单胞菌,用米诺环素或多西环素 100mg,每 12 小时 1 次,静脉滴注或口服。依拉环素静脉滴注剂量为 1mg/kg,每 12 小时 1 次。在复杂尿路感染(皮肤)的 3 期临床研究它的一种口服制剂时,由于结果不佳,该制剂被停用。

【不良反应】常见的不良反应有胃肠道反应、肝毒性、肾毒性、牙齿黄染及牙釉质发育不全、神经系统毒性等。米诺环素还可引起独特的前庭反应,头晕、眩晕等,停药后可消失,故在服药期间不宜从事高空作业、驾驶等。

## 十一、替加环素

替加环素(Tigecycline)是一种新型的四环素类抗菌药物,是在米诺环素第 9 位添加叔丁基甘氨酰胺基团而衍生的甘氨酰环素类抗菌药物。

【抗菌作用】替加环素作为广谱抗菌药物,对革兰氏阴性需氧菌如肠杆菌目细菌、大多数革兰氏阳性需氧菌包括耐甲氧西林金黄色葡萄球菌(methicillin resistant staphylococcus aureus,MRSA)、厌氧菌和非典型病原体均具有较好的体外抗菌活性。对多重耐药革兰氏阴性菌包括产超广谱 β- 内酰胺酶及碳青霉烯酶肠杆菌目细菌(如大肠埃希菌、肺炎克雷伯菌)和碳青霉烯类耐药鲍曼不动杆菌也有良好的抗菌活性。对铜绿假单胞菌和变形杆菌属细菌无抗菌活性。替加环素与其他类抗菌药物不存在交叉耐药。

替加环素作为抑菌剂的主要作用机制是通过与核糖体 30S 亚基结合阻止氨酰化 tRNA 分子进入核糖体 A 位,从而抑制细菌的蛋白质翻译(肽链延长),与其他四环素类抗菌药物不易产生交叉耐药,能够克服或限制核糖体保护和外排泵这两种四环素耐药机制。

【药代动力学】属于时间依赖性抗菌药并且有较长的抗菌药物后效应,静脉注射后呈线性 PK 特点,AUC/MIC 常作为其疗效评价的 PK/PD 指标。在健康受试者的 I 期临床试验中,推荐剂量为首剂静脉注射 100mg,维持剂量为 50mg,q.12h.。峰值血清稳态浓度($C_{max}$)可达($866 \pm 233$)μg/L,半衰期为 37~67 小时,AUC 为 300~580(μg·h)/L。血浆蛋白结合率为 71%~89%。替加环素具有良好的组织穿透力,能广泛分布于身体各组织器官,在肺、骨骼、肝、脾、肾和皮肤等部位均有较好的分布,其稳态分布容积为 7.2~8.6L/kg。主要通过胆汁 / 粪便排泄消除;通过肝脏葡萄糖苷酸化代谢,不通过 P450 酶代谢,与此代谢相关的药物不会影响其清除。其总剂量的 22% 以原型经尿液排泄代谢产物,肾功能不全的(包括血液透析)患者无须调整剂量。该药不能被血液透析清除。严重肝功能障碍(Child-Pugh C级)的患者,该药的清除率减缓55%,半衰期延长43%,需要调整剂量(首剂100mg后,维持剂量为25mg, q.12h.),并密切关注后续情况。

【临床应用】替加环素被批准适应证为成人复杂性腹腔感染、复杂性皮肤及皮肤软组织感染和社区获得性肺炎。基于其体外抗菌活性结果,替加环素也被广泛用于治疗XDR或PDR引起的HAP、VAP和BSI(blood stream infection,血流感染)等。用于治疗XDR革兰氏阴性菌感染时,一般推荐与多黏菌素类、碳青霉烯类、头孢哌酮-舒巴坦、氨基糖苷类等联合应用。

2017年美国外科感染协会腹腔感染治疗指南指出,没有任何证据表明替加环素治疗腹腔感染优于其他抗菌药物,且对RCT(randomized controlled trial,随机对照试验)研究的荟萃分析发现替加环素和治疗成功率降低有关。因此,在大多数情况下不建议使用替加环素进行经验性治疗;如果是耐药菌感染的成年患者,无敏感药物的情况下可考虑使用含替加环素的联合治疗方案。

2016年中国成人CAP诊治指南指出:替加环素可作为产ESBL、AmpC酶和碳青霉烯酶肠杆菌目细菌,以及不动杆菌属细菌的次选抗感染药物。替加环素治疗HAP的疗效有争议。2010年9月FDA发布安全公告,指出HAP患者替加环素治疗组病死率上升,要求替加环素说明书添加黑框警告,不推荐常规使用该类药物治疗HAP,只有当细菌几乎全耐药时,可基于替加环素的体外敏感率,与多黏菌素类、碳青霉烯类或氨基糖苷类等联合应用。2018年中国成人HAP/VAP诊治指南中推荐替加环素为用于治疗MDR-AB和CRE感染的主要药物之一。

替加环素对于艰难梭菌的体外抑菌效果好,并通过胆道排泄。2014年欧洲临床微生物学与感染病学会和2016年澳大利亚感染病学会艰难梭菌感染(Clostridium difficile infection,CDI)指南将替加环素列为严重病例的三线治疗药物。

【给药方案】替加环素说明书推荐的给药方案为首剂100mg,维持剂量50mg,q.12h.,静脉滴注30~60分钟。随着MDR菌感染的出现,越来越多的临床案例提示按照替加环素说明书推荐给药方案无法达到预期治疗效果。替加环素血浆浓度较低,常规用药后其峰浓度(0.87mg/L,静脉滴注)甚至低于肠杆菌目、不动杆菌属或厌氧菌的MIC值(2~4mg/L)。因此,对于传统剂量的替加环素未能治愈感染患者,常常需增加剂量,即根据细菌的MIC来决定是否用药并确定恰当的剂量:①当MIC≤1mg/L时应用,当MIC>1mg/L时不用;②当MIC≤0.5mg/L时推荐首剂100mg,然后50mg,q.12h.维持;③当0.5mg/L<MIC≤1mg/L时推荐首剂200mg,然后100mg,q.12h.维持。同时,面对CRO(碳青霉烯耐药革兰氏阴性杆菌)时建议替加环素与其他敏感药物联合治疗。

对于替加环素超说明书的大剂量临床应用,近年来我国行政管理机构也逐渐认可,即在严重全身感染,或MDR/XDR革兰氏阴性菌感染患者,可以提高替加环素给药剂量。如《替加环素临床应用评价细则》(2018版)适应证增加了碳青霉烯类耐药肠杆菌目细菌感染(不包括中枢神经系统和尿路感染),治疗HAP或VAP时,可增加剂量,维持剂量可达100mg,q.12h.;治疗CRE、CRAB(碳青霉烯类耐药鲍曼不动杆菌)引起的重症感染可考虑剂量加倍。2017年之后的国家医保目录(替加环素医保乙类)限定报销适应证也增加了多重耐药的鲍曼不动杆菌,或碳青霉烯类耐药的肠杆菌目细菌感染(不包括中枢神经系统、尿路感染)。《抗菌药物超说明书用法专家共识》《抗菌药物 PK/PD 理论临床应用专家共识》均推荐,严重耐药革兰氏阴性菌感染时,替加环素的给药剂量为首剂 200mg,之后 100mg,q.12h. 维持。

【不良反应】不良反应发生率较高,主要为恶心、呕吐、胰腺炎、肝功能障碍、低血糖等,较其他药物更易导致胰腺炎。此外,替加环素引发的低纤维蛋白血症有潜在的生命威胁,建议在使用时严密监测凝血参数,出现低纤维蛋白血症建议立即停用。

## 十二、多黏菌素

多黏菌素(Polymyxin)是由多黏类芽孢杆菌产生的一组环肽类抗菌药物,至少有十种不同的结构。目前应用于临床的有硫酸多黏菌素 B(Polymyxin B sulfate)、多黏菌素 E 甲磺酸钠(Polymyxin E methanesulfonate,CMS;又称为黏菌素,Colistin)和硫酸黏菌素(Polymyxin E sulfate,又称为硫酸多黏菌素 E,Colistin sulfate),后者目前只在我国临床应用(表 3-3)。

【抗菌作用】多黏菌素 B 和多黏菌素 E 的抗菌机制相同,主要有两个方面:①多黏菌素分子中带正电荷的二氨基丁酸的初级氨基可与细菌细胞膜中脂多糖上带负电荷的磷酸根发生极性相互作用,使多黏菌素分子中氮端脂肪酸链及六位、七位的疏水氨基酸与细菌细胞膜脂多糖的脂肪酸链发生疏水相互作用,从而破坏细胞外膜结构,使其通透性增加,或引起细菌内膜与外膜接触,使内外膜之间成分交叉,导致细胞膜不稳定,最终渗透压失衡,细胞溶胀,内容物外流,菌体死亡。②多黏菌素能诱导革兰氏阴性菌中活性氧、超氧

表 3-3 已经上市的多黏菌素类药物及剂量单位的换算

| 商品名 | 中文名 | 生产厂家 | 规格 | 含量换算 | 剂量及换算 |
|---|---|---|---|---|---|
| POLYMYXIN B FOR INJECTION（美国药典） | 硫酸多黏菌素 B | Bedford Laboratories；USA | 50 万 IU | 1mg=1 万 IU | 1.5 万 ~2.5 万 IU/（kg·d），分 2 次 |
| 雅乐 | 硫酸多黏菌素 B | 上海上药第一生化药业有限公司 | 50 万 IU | 1mg=1 万 IU | 50 万 ~100 万 IU/d，分 2 次 |
| Coly-Mycin M Parenteral | 多黏菌素 E 甲磺酸钠 | Par Pharmaceutical；USA | 150mg CBA | 说明书无换算 | 2.5~5.0mg CBA/（kg·d），分 2~4 次 |
| 天韵 | 多黏菌素 E 甲磺酸钠 | 正大天晴药业集团股份有限公司 | 150mg CBA | 说明书无换算，与按 IU 表示的单位不可互换使用 | 2.5~5.0mg CBA/（kg·d），分 2~4 次 |
| 奥佳孝 | 多黏菌素 E 甲磺酸钠 | 江苏奥赛康药业有限公司 | 200 万 IU | 说明书无换算，注明与每 mg 计算的基质单位不可互换使用 | 900 万 IU/d，分 2~3 次；重症患者给予 900 万 IU 负荷剂量，但最高日剂量不超过 1 200 万 IU |
| 锋威灵 | 硫酸黏菌素 | 上海上药新亚药业有限公司 | 50 万单位 | 说明书无换算 | 100 万 ~150 万单位 /d，分 2~3 次 |

注：通常的换算方法为，硫酸多黏菌素 B，1mg=1 万 IU；多黏菌素 E 甲磺酸钠，100 万 IU≈80mg 质量的 CMS≈33mg CBA。

化物、过氧化氢和羟自由基的形成,引起细胞内氧化应激反应,损伤细菌的 DNA、脂质和蛋白质,最终导致细胞快速死亡。

多黏菌素 B 和多黏菌素 E 的抗菌谱基本一致,属于窄谱抗菌药,对大部分革兰氏阴性需氧菌具有良好的抗菌活性。非发酵糖细菌如铜绿假单胞菌、鲍曼不动杆菌和嗜麦芽窄食单胞菌对其高度敏感;大多数肠杆菌目细菌包括 CRE 也对其有高度敏感性;但流感嗜血杆菌、百日咳杆菌、嗜肺军团菌、沙门菌属和志贺菌属对其敏感性差,且变形杆菌属、沙雷菌属、普鲁威登菌属、摩根菌属和洋葱伯克霍尔德菌对其天然耐药。部分革兰氏阴性球菌(如奈瑟菌属)、大部分革兰氏阳性球菌和厌氧菌对多黏菌素类药物天然耐药。革兰氏阴性菌对多黏菌素类的耐药率很低,但近年也开始增加,特别是异质性耐药影响其在体内的疗效;异质性耐药多发生在铜绿假单胞菌、鲍曼不动杆菌和肺炎克雷伯菌等,推荐与其他类药物联合应用降低异质性耐药的风险,提高治疗的成功率。

【药代动力学】硫酸多黏菌素 B 与硫酸多黏菌素 E 均以药物活性形式在人体内直接发挥药效。多黏菌素 E 甲磺酸钠为前体药物,本身没有活性,需要在体内转化为多黏菌素 E 后发挥药效。多黏菌素 E 甲磺酸钠在体内 60%~70% 经过肾排出,而多黏菌素 E 则在肾小管重吸收,仅 1% 左右经肾排出。因此,不同程度肾功能对多黏菌素 E 甲磺酸钠及其转化的多黏菌素 E 的药动学影响较大,需进行剂量调整。多黏菌素 B 则主要为非肾途径清除,一般无须根据不同程度肾功能进行剂量调整。多黏菌素 B 静脉输注后可以快速达到稳态血药浓度,更适合血流感染的治疗;多黏菌素 E 甲磺酸钠可在尿液中转化为多黏菌素 E 而维持较高的杀菌浓度,适用于尿路感染的治疗。静脉给药后多黏菌素类药物较难分布到肺组织中,因此吸入治疗在 HAP 患者中应用较多。多黏菌素类药物很难通过血脑屏障,中枢神经系统感染应给予脑室内或鞘内注射。

【临床应用】多黏菌素类药物主要适用于革兰氏阴性需氧菌导致的各种急慢性感染,尤其对其敏感的铜绿假单胞菌等导致的急性泌尿系统感染、肺部感染、脑膜炎和血流感染,以及局部感染和眼结膜感染;还适用于对其他毒性更低的抗菌药物敏感但治疗无效或禁忌的下述细菌导致的严重感染:不动杆菌属、气单胞菌属(尤其导致菌血症时)、大肠埃希菌(尤其泌尿系统感染时)、肠杆菌属、克雷伯菌属(尤其导致菌血症时)、嗜麦芽窄食单胞菌、柠檬酸杆菌属,以及肺、皮肤软组织、眼、耳、关节感染等,特别是 CRO 引起的感染。泌尿系统感染宜选用甲磺酸多黏菌素 E。为了延缓耐药性、维持多黏菌素类药物的疗效,建议多黏菌素类药物应只用来治疗被确定或强烈怀疑由对碳青霉烯类耐药却对其敏感的革兰氏阴性菌(如 CRO)引起的感染,主要是 CRE、CRAB、CRPA(碳青霉烯类耐药铜绿假单胞菌)等。治疗 CRO 感染时,即使对本类药物敏感也不推荐单独应用,常与碳青霉烯类、替加环素、β- 内酰胺酶抑制剂复合制剂、磷霉素等中的 1 种或 2 种药物的联合。

【给药方案】主要的给药方案有以下几种。

(1)硫酸多黏菌素 B:肾功能正常的成年人和儿童 1.5 万 ~2.5 万 IU/(kg·d),分 2 次给药(q.12h.);总剂量不超过 2.5 万 IU/(kg·d)。肾功能正常的婴儿最大剂量可达 4 万 IU/(kg·d)。2016 年,美国感染病学会(IDSA)和美国胸科协会(American Thoracic Society,ATS)制定的 2016 年成人医院获得性肺炎和呼吸机相关性肺炎的处理临床实践指南(美国 2016 年版)推荐静脉剂量:肾功能正常患者 2.5~3mg/(kg·d)(1mg=1 万 IU),分 2 次静脉滴注。《2019 年多黏菌素优化使用国际共识指南》推荐静脉剂量:肾功能正常患者负荷剂量为 2.0~2.5mg/kg(相当于 2 万 ~2.5 万 IU/kg),输注 1 小时以上;维持剂量为每 12 小时 1.25~1.5mg/kg(相当于 1.25 万 ~1.5 万 IU/kg),输注 1 小时以上。每日总剂量 q.12h. 给药的 PK 优于 q.8h. 给药,且不建议单次剂量超过 200mg。

(2)硫酸黏菌素:肾功能正常患者每 50 万 IU 加入 5% 葡萄糖注射液 250~500ml 溶解后缓慢静脉滴注。成人推荐剂量为 100 万 ~150 万 IU/d,分 2~3 次静脉滴注,每日最大剂量不超过 150 万 IU。

(3)多黏菌素 E 甲磺酸钠:推荐处方时应详细写明 CMS 的剂量为国际通用的单位(IU)或黏菌素基质(colistin base activity,CBA)毫克数,剂量换算为 100 万 IU 对应 33mg 的 CBA。说明书推荐静脉滴注剂量:肾功能正常患者 2.5~5.0mg CBA/(kg·d),分 2~4 次静脉滴注;每日监测肾功能,根据肌酐清除率调整剂量。《2019 年多黏菌素优化使用国际共识指南》推荐开始使用多黏菌素 E 甲磺酸钠,0.5~1 小时内静脉输注负荷剂量 300mg CBA(约 900 万 IU),并在 12~24 小时后给予第 1 次维持剂量。肾功能正常的患者,每日维持剂量为 300~360mg 的 CBA(900 万 ~1 090 万 IU),分两次输注(q.12h.),每次 0.5~1 小时内输注完毕,并每日监测肾功能,根据肌酐清除率调整剂量。

(4)雾化吸入:疑似或者确定 XDR 革兰氏阴性菌感染 HAP/VA,如需要多黏菌素静脉治疗,则应辅助多黏菌素雾化治疗。多黏菌素 B 5~10mg,加入到 5ml 灭菌注射用水中,每 6 小时 1 次。CMS 50~75mg CBA 加入到 3~4ml 生理盐水中振动网孔雾化器吸入 2~3 次/d。

硫酸黏菌素每日剂量 50 万 IU(儿童适当减量),浓度为 5 万 IU/ml,分 3~4 次。

(5)鞘内注射:在中枢神经系统 MDR 菌感染时,可以在静脉治疗时联合脑室内或鞘内注射硫酸多黏菌素 B 或多黏菌素 E 甲磺酸钠,与单纯静脉治疗比较可显著改善生存率。一般成人的推荐剂量为,5 万 IU(5mg)/次硫酸多黏菌素 B,前 3~4 日为 1 次/d;随后至少隔日 1 次。通过引流管注射时,需夹管 15~60 分钟,最长夹管 2 小时。12.5 万 IU(4.1mg CBA)/d 多黏菌素 E 甲磺酸钠。

硫酸多黏菌素 B 主要经过非肾脏途径代谢,基于 PK/PD 的考虑,肾功能障碍患者和连续性肾脏替代治疗(continuous renal replacement therapy,CRRT)患者均不建议调整每日维持剂量。多黏菌素 E 甲磺酸钠主要经过肾脏代谢,当肌酐清除率下降时需要调整剂量。肾功能障碍患者建议按照肌酐清除率调整多黏菌素 E 甲磺酸钠每日剂量(表 3-4)。急性肝功能障碍时多黏菌素类药物一般无须调整剂量,但需要密切监测。

表 3-4 按照肌酐清除率调整多黏菌素 E 甲磺酸钠每日剂量

| 肌酐清除率/<br>(ml/min) | 剂量/(CBA,mg/d) | 剂量/(100 万 IU/d) |
| --- | --- | --- |
| 0 | 130 | 3.95 |
| 5~10 | 145 | 4.40 |
| 10~20 | 160 | 4.85 |
| 20~30 | 175 | 5.30 |
| 30~40 | 195 | 5.90 |
| 40~50 | 220 | 6.65 |
| 50~60 | 245 | 7.40 |

续表

| 肌酐清除率/<br>(ml/min) | 剂量/(CBA,mg/d) | 剂量/(100 万 IU/d) |
| --- | --- | --- |
| 60~70 | 270 | 8.35 |
| 70~80 | 300 | 9.00 |
| 80~90 | 340 | 10.3 |
| ≥90 | 360 | 10.9 |

注:CBA,黏菌素基质。

多黏菌素类药物治疗窗窄,与肾毒性浓度几乎重叠,应用时推荐进行 TDM。目标治疗药物浓度:多黏菌素类药物对敏感菌 MIC≤2mg/L 时,多黏菌素 E 为平均血中浓度($C_{\text{ss,avg}}$)达到 2mg/L[稳态 $\text{AUC}_{\text{ss,24h}}$ 达到 50mg/(h·L)],多黏菌素 B 为 $C_{\text{ss,avg}}$ 达到 2~4mg/L[稳态 $\text{AUC}_{\text{ss,24h}}$ 达到 50~100mg/(h·L)]。

【不良反应】多黏菌素最常见的不良反应为肾毒性,可表现为蛋白尿、管型尿、氮质血症以及血肌酐的升高,发生率为 0~76%,多数报道集中于 30%~60%。大多数报道的肾毒性为轻症,停药后肾功能会逐步恢复。为避免发生肾毒性,在应用多黏菌素类药物时,不应超过本书所推荐的剂量。同时,建议进行 TDM。应避免伴随使用其他肾毒性药物。相较于多黏菌素 E 甲磺酸钠,目前文献报道硫酸多黏菌素 B 急性肾损伤发生率相对较低。

多黏菌素类药物还会出现神经毒性,可表现为面部潮红、头晕及共济失调、嗜睡、外周感觉异常、呼吸暂停等。发生率较肾毒性少,一般低于 7%。避免同时使用肌松药、麻醉剂、镇静剂、氨基糖苷类药物、非甾体抗炎药可能减少多黏菌素相关神经毒性的发生。

硫酸多黏菌素 B 所致的皮肤色素沉着主要表现为

在头颈部的皮肤颜色加深,发生率为 8%~15%。往往发生在头颈部,与该部位黑素细胞较多有关。危险因素不清,但可能与多黏菌素类药物暴露的剂量高、时间长有关。部分患者 3 个月后能自行减轻。

雾化吸入或气管镜下喷洒多黏菌素类药物可能导致气管痉挛。

## 十三、磷霉素

磷霉素(Fosfomycin)通过与催化肽聚糖合成的磷酸烯醇丙酮酸转移酶(MurA)结合,抑制该酶的活性,影响细胞壁早期合成而发挥作用,属于繁殖期快速杀菌药。

【抗菌作用】属于广谱抗菌药物,对产 ESBL 和碳青霉烯酶肠杆菌目细菌以及 MDR 铜绿假单胞菌等都具抗菌活性。鲍曼不动杆菌对其天然耐药。中国细菌耐药监测(2017—2018 年)革兰氏阴性菌监测报告显示,大肠埃希菌和肺炎克雷伯菌对磷霉素的敏感率分别为 94.7% 和 81.1%;产 ESBL 的大肠埃希菌和肺炎克雷伯菌对磷霉素的敏感率分别为 92.1% 和 85.2%;尿标本分离产 ESBL 大肠埃希菌为 94.5%;磷霉素对铜绿假单胞菌的 MIC 为 0.25~56mg/L,$MIC_{50}$ 为 32mg/L,$MIC_{90}$ 为 64mg/L。国外一项关于磷霉素对铜绿假单胞菌体外抗菌活性的研究显示,磷霉素对铜绿假单胞菌的 MIC 范围为 1~512mg/L,敏感率为 61%(MIC≤64mg/L),且磷霉素对 MDR 和非 MDR 铜绿假单胞菌的 MIC 范围相似。磷霉素与其他抗菌药物不易产生交叉耐药。磷霉素与其他抗菌药物联合应用对多重耐药菌有一定的体外活性。

【药代动力学】现有剂型为磷霉素氨丁三醇(口服)和磷霉素钠(静脉滴注)。单次静脉滴注磷霉素钠

2g，$C_{max}$ 为 90mg/L，$t_{1/2}$ 为 3~5 小时。磷霉素氨丁三醇 3g 单次口服，$C_{max}$ 为 22~32mg/L，2~2.5 小时可达到最高血药浓度，AUC 为 145~228（μg·h）/ml。磷霉素几乎不与血浆蛋白结合，广泛分布于组织和体液，肾组织浓度最高。体内不代谢，原型主要经尿排泄（30%~60%），4 小时内尿中最高浓度可达 1 053~4 415mg/L，并在 48 小时内保持 >128mg/L。清除半衰期为 2.4~7.3 小时。血液透析可清除 70%~80% 的药物。

【临床应用】磷霉素口服制剂可用于治疗产 ESBL 等 MDR 细菌引起的感染，特别是磷霉素氨丁三醇多被推荐为急性非复杂性下尿路感染的一线治疗用药、复发的预防用药。磷霉素还可与多黏菌素、替加环素、碳青霉烯类、氨基糖苷类联合治疗 XDR/PDR 铜绿假单胞菌和产碳青霉烯酶的肠杆菌目病原体所致的感染。Pontikis 等在 ICU 患者中开展了一项多中心、观察性、前瞻性、病例 - 系列研究，受试者表现为患由 XDR/PDR 铜绿假单胞菌或产碳青霉烯酶的肺炎克雷伯菌所致的感染，但这些病原体在微生物实验室中被检测到对磷霉素敏感，研究人员对这些患者采取了磷霉素与黏菌素或替加环素联合治疗的给药方案，磷霉素静脉给药，剂量中位数为 24g/d，疗程中位数为 14 日，结果显示磷霉素联合治疗的 14 日临床有效率为 54.2%。

【给药方案】磷霉素氨丁三醇治疗急性非复杂性下尿路感染的用法用量：3g，单剂量口服；预防剂量为 3g，每 10 日口服 1 次。磷霉素钠治疗泛耐药革兰氏阴性菌感染推荐日剂量为 20~24g。

【不良反应】口服制剂主要是胃肠道反应，如腹泻、恶心、腹痛、消化不良。磷霉素钠使用时可导致高钠血症。

## 十四、呋喃妥因

呋喃妥因（Nitrofurantoin）在低浓度时（5~10mg/L）为抑菌剂，在高浓度时可为杀菌剂，通过干扰细菌氧化还原酶系统影响 DNA 合成，使细菌代谢紊乱死亡。主要用于尿路感染。

**【抗菌作用】**抗菌谱广，对许多革兰氏阳性菌和革兰氏阴性杆菌具有一定的抗菌活性，尤其对包括产 ESBL 菌株在内的大肠埃希菌有良好的抗菌活性。对变形杆菌属、沙雷菌属、铜绿假单胞菌无效。我国细菌耐药监测结果显示：2017—2018 年，大肠埃希菌对呋喃妥因的敏感率为 86.7%（耐药率 5.3%），产 ESBL 菌株对呋喃妥因的敏感率为 85.4%。2004—2010 年中国尿标本分离的产 ESBL 大肠埃希菌对呋喃妥因的敏感率为 86.2%。

**【药代动力学】**口服后经胃肠道吸收，生物利用度受进食、pH 等影响。单剂口服 100mg 后 1~2 小时达血药峰浓度，为 0.72~2.5mg/L。该药常规剂量下的血药浓度和在大多数组织、体液的药物浓度都达不到有效水平。主要经肾小球滤过排出，24 小时内 40% 药物原型经尿路排出，尿药浓度高达 50~200mg/L。肾功能正常者半衰期为 0.3~1 小时。

**【临床应用】**呋喃妥因是治疗包括产 ESBL 菌株在内的细菌所致的急性非复杂性下尿路感染的一线药物和预防用药。目前多用于产 ESBL 肠杆菌目细菌（主要为大肠埃希菌）等 MDR 细菌引起的下尿路感染的治疗与预防。

**【给药方案】**急性非复杂性下尿路感染：50mg，每 6 小时 1 次口服，疗程 7 日；产 ESBL 菌导致的急性单纯下尿路感染，每次 100mg，每日 3 次口服。预防尿路感染复发:50~100mg/d,连续服用 3~6 个月或性交后一次服用 50~100mg。

【不良反应】呋喃妥因治疗非复杂性尿路感染时,5%~16% 患者发生轻度不良反应,严重不良反应少见。恶心、呕吐、腹泻等胃肠道不适常见,与食物同服可减轻症状,长期使用(数月)可发生少见但严重的肺间质纤维化。葡糖 -6- 磷酸脱氢酶缺乏患者和小于 1 个月的婴儿服用该药会发生溶血性贫血。其他少见但严重的不良反应包括药物性肝炎、过敏性肺炎和周围神经病变(尤其肾功能不全者)。新生儿、足月孕妇、肾功能减退及对呋喃类药物过敏患者禁用。

## 十五、复方磺胺甲噁唑

复方磺胺甲噁唑(Sulfamethoxazole-trimethoprim,SMZco)是磺胺甲噁唑(SMZ)和甲氧苄啶(TMP)按 5 : 1 比例混合制成的复方制剂。SMZ 作用于二氢叶酸合成酶,TMP 抑制二氢叶酸还原酶,双重阻断细菌四氢叶酸合成,协同抑菌。

【抗菌作用】SMZco 对大多数革兰氏阴性菌有抗菌活性,但肠杆菌目细菌对其耐药严重。我国细菌耐药监测结果显示:2017—2018 年,大肠埃希菌对该药的耐药率为 65%,肺炎克雷伯菌为 39.7%。亚胺培南敏感和不敏感鲍曼不动杆菌对其敏感率分别为 91.4% 和 25%。

SMZco 对嗜麦芽窄食单胞菌有很好的抗菌活性。国内外监测结果显示即便是多重耐药嗜麦芽窄食单胞菌,对 SMZco 的敏感率也接近 90%。体外研究显示 SMZco 与替卡西林 - 克拉维酸或黏菌素联合,分别对 47%~100% 和 41.7% 的菌株有协同作用。与多黏菌素 B 联合可抑制 MDR 嗜麦芽窄食单胞菌生长,且对 SMZco 耐药菌株具有活性。与米诺环素、头孢他啶等联合对 MDR 菌株显示良好的体外抗菌活性。

【药代动力学】口服后,90% 以上药量自胃肠道吸收,消除半衰期为 10~14 小时,主要经肾脏排泄。肾功能减退者半衰期延长。两者体内广泛分布,可穿透血脑脊液屏障在脑脊液中达有效治疗浓度,可经胎盘屏障进入胎儿血液循环,可分泌至乳汁。

【临床应用】SMZco 为嗜麦芽窄食单胞菌感染的推荐治疗药物,可与替卡西林 - 克拉维酸、头孢哌酮 - 舒巴坦、氟喹诺酮类、米诺环素、头孢他啶、多黏菌素联合治疗 XDR 嗜麦芽窄食单胞菌。对少数 XDR-AB 及 CRE 菌株也具抗菌活性。至于一般细菌感染,因耐药严重,故仅适用于敏感菌所致感染,特别是泌尿系感染的治疗与预防。

【给药方案】一般细菌性感染,成人及体重 ≥40kg 的儿童口服甲氧苄啶 160mg,磺胺甲噁唑 800mg,每 12 小时 1 次;2 个月及以上的儿童必须按体重调整剂量;不建议小于 2 个月的儿童使用。治疗多重耐药嗜麦芽窄食单胞菌感染给药剂量通常较大,国际推荐按 TMP 计算剂量,每日 ≥15mg/kg;国内常规剂量每次 2~3 片,每日 3 次口服。由于服用本品可发生结晶尿、血尿和管型尿,故服药期间应多饮水。疗程长、剂量大时,除多饮水外,宜同服碳酸氢钠。

【不良反应】SMZco 的不良反应有皮疹、肝肾毒性、骨髓抑制和电解质异常。大剂量应用时需警惕骨髓抑制,尤其是血液系统恶性肿瘤接受骨髓抑制剂化疗的患者。

## 十六、氯霉素

氯霉素通过与信使 RNA 竞争核糖体上的结合位点,抑制病原体的蛋白质合成而发挥作用。因氯霉素可导致严重的不良反应,且有更好的抗菌药物选择,现已少用。

【抗菌作用】氯霉素属于广谱抗菌药物,对于革兰氏阳性菌、革兰氏阴性菌、螺旋体、衣原体和立克次体有良好的抗菌活性。

【药代动力学】氯霉素可广泛分布于全身组织和体液,脑脊液中浓度可达血浆浓度的 30%~50%。氯霉素口服 90 分钟达峰。静脉注射氯霉素丁二酸钠注射液后水解为具有生物活性的氯霉素,约 30 分钟达峰,但由于不完全水解,血浆峰浓度仅为口服同等剂量的 70%。肌内注射耐受性良好,生物利用度低于静脉注射。氯霉素主要经肝脏代谢,无活性代谢产物经肾脏排出。血药浓度不受血液透析或腹膜透析影响。

【临床应用】氯霉素的适应证包括眼浅表感染和外耳道炎,也应用于霍乱、伤寒、立克次体病等。Čivljak R 等人的研究认为氯霉素对于不产 ESBL 或碳青霉烯酶的菌株的抗菌活性更高。但是 Assaf Adar 等对 175 例 CRE 感染进行回顾性分析发现 75% 的 CRKP 对氯霉素敏感,氯霉素可能可以作为 CRKP(碳青霉烯类耐药肺炎克雷伯菌)的潜在用药。Nusaibah Abdul Rahim 等研究发现多黏菌素和氯霉素的组合应用对产 NDM 的肺炎克雷伯菌具有协同杀伤作用,但其协同机制尚未完全明确。但是对 2012—2016 年分离自中国的 1 801 株 CRE 菌株进行研究发现其对氯霉素的敏感率为 26.9%,因此该药在治疗 CRE 菌株中的作用还有待进一步研究。

【给药方案】成人一般每日剂量 50mg/kg,用于细菌性脑膜炎或脑脓肿时每日剂量提高至 75~100mg/kg,每 6 小时给药 1 次。儿童每日 25~50mg/kg。儿童新陈代谢差异明显,需密切监测血药浓度。新生儿应避免使用氯霉素,如必须使用,每日不超过 25mg/kg。肾功能不全者无须调整。肝功能不全患者须调整剂量并频繁监测血药浓度。血浆峰浓度应维持在 15~30μg/ml 以达到临床疗效并且避免毒性作用。

【不良反应】骨髓抑制是氯霉素最显著的不良反应,如贫血、粒细胞减少、血小板减少等,成剂量相关性,停药后可逐渐恢复。氯霉素的另一不良反应为再生障碍性贫血,少见但致命,剂量无关且不可逆。白细胞低于 $2.5 \times 10^9/L$ 时应停药。新生儿可能发生灰婴综合征,表现为腹胀、呕吐、虚弱、发绀、循环衰竭和死亡。先天性葡糖 -6- 磷酸脱氢酶缺乏患者使用氯霉素可能发生溶血性贫血。其他不良反应包括视神经炎、伪膜性肠炎、过敏反应等。

## ▶ 参考文献

[1] MAJCHER-PESZYNSKA J, LOEBERMANN M, KLAMMT S, et al. Ampicillin/sulbactam in elderly patients with community-acquired pneumonia. Infection, 2014, 42 (1): 79-87.

[2] 汪复, 张婴元. 抗菌药物临床应用指南. 3 版. 北京: 人民卫生出版社, 2020.

[3] 王明贵. 广泛耐药革兰氏阴性菌感染的实验诊断、抗菌治疗及医院感染控制: 中国专家共识. 中国感染与化疗杂志, 2017, 17 (01): 82-92.

[4] 中国医药教育协会感染疾病专业委员会. 抗菌药物药代动力学 / 药效学理论临床应用专家共识. 中华结核和呼吸杂志, 2018, 41 (6): 409-446.

[5] 杨启文, 徐英春, 俞云松, 等. 临床重要耐药菌感染传播防控策略专家共识. 中国感染控制杂志, 2021, 20 (01): 1-14.

[6] 俞云松, 杜小幸, 吕晓菊, 等. β- 内酰胺类抗生素 /β- 内酰胺

酶抑制剂复方制剂临床应用专家共识(2020年版).中华医学杂志,2020,100(10):738-747.

[ 7 ] MILATOVIC D,SCHMITZ FJ,BRISSE S,et al. *In vitro* activities of sitafloxacin(DU-6859a)and six other fluoroquinolones against 8 796 clinical bacterial isolates. Antimicrob Agents Chemother,2000 Apr,44(4):1102-1107.

[ 8 ] DM LIVERMORE,S MUSHTAQ,M WARNER,et al. Activities of NXL104 Combinations with Ceftazidime and Aztreonam against Carbapenemase-Producing Enterobacteriaceae. Antimicrob Agents Chemother,2011Jan,55(1):390-394.

[ 9 ] RHEE E G,RIZK M L,CALDER N,et al. Pharmacokinetics, Safety,and Tolerability of Single and Multiple Doses of Relebactam,a β-Lactamase Inhibitor,in Combination With Imipenem and Cilastatin in Healthy Participants. Antimicrob Agents Chemother,2018 Aug,62(9):e00280-18.

[ 10 ] HEANEY M,MAHONEY M V,GALLAGHER J C. Eravacycline:The Tetracyclines Strike Back. Annals of Pharmacotherapy,2019,53(11):1124-1135.

[ 11 ] DOUGHERTY J A,SUCHER A J,CHAHINE E B,et al. Omadacycline:A New Tetracycline Antibiotic. Annals of Pharmacotherapy,2018,53(5):486-500.

[ 12 ] LEE Y R,BURTON C E. Eravacycline,a newly approved fluorocycline. European Journal of Clinical Microbiology & Infectious Diseases,2019,38(10):1787-1794.

[ 13 ] SCOTT LJ. Eravacycline:A Review in Complicated Intra-Abdominal Infections. DRUGS,2019,79(3):315-324.

[ 14 ] MACONE AB,CARUSO BK,LEAHY RG,et al. In Vitro and In Vivo Antibacterial Activities of Omadacycline,a Novel Aminomethylcycline. ANTIMICROB AGENTS CH,2014,58(2):1127-1135.

[15] BARBER KE,BELL AM,WINGLER MJB,et al. Omada-cycline Enters the Ring:A New Antimicrobial Contender. Pharmacotherapy,2018 Dec,38(12):1194-1204.

[16] VALLÉ Q,ROQUES BB,BOUSQUET-MÉLOU A,et al. Prediction of Minocycline Activity in the Gut From a Pig Preclinical Model Using a Pharmacokinetic-Pharmacodynamic Approach. Front Microbiol,2021,12:671376.

[17] JONAS M,CUNHA BA. Minocycline. Ther Drug Monit,1982, 4(2):137-145.

[18] MACDONALD H,KELLY RG,ALLEN ES,et al. Pharmaco-kinetic studies on minocycline in man. Clin Pharmacol Ther, 1973,14(5):852-861.

[19] AGWUH KN,MACGOWAN A. Pharmacokinetics and pharmacodynamics of the tetracyclines including glycylcy-clines. J Antimicrob Chemother,2006,58(2):256-265.

[20] 刘又宁,俞云松,李健,等.中国多黏菌素类抗菌药物临床合理应用多学科专家共识.中华结核和呼吸杂志,2021, 44(4):292-310.

[21] 中华医学会呼吸病学分会感染学组.铜绿假单胞菌下呼吸道感染诊治专家共识.中华结核和呼吸杂志,2014,37 (1):9-15.

[22] DORTET L,POIREL L,NORDMANN P. Worldwide dissemination of the NDM-type carbapenemases in Gram-negative bacteria. BioMed Res Int,2014:249856.

[23] MAJCHER-PESZYNSKA J,LOEBERMANN M,KLAMMT S, et al. Ampicillin/sulbactam in elderly patients with community-acquired pneumonia. Infection,2014,42(1):79-87.

[24] ITO A,TATSUMI Y,WAJIMA T,et al. Potent antibacterial activities of latamoxef(moxalactam)against ESBL producing Enterobacteriaceae analyzed by Monte Carlo simulation. Jpn J

Antibiot, 2014, 67(2): 109-122.

[ 25 ] NEZIC L, DERUNGS A, BRUGGISSER M, et al. Therapeutic drug monitoring of once daily aminoglycoside dosing: comparison of two methods and investigation of the optimal blood sampling strategy. Eur J Clin Pharmacol, 2014, 70(7): 829-837.

[ 26 ] 李耘, 吕媛, 薛峰, 等. 卫生部全国细菌耐药监测网 (Mohnarin) 2011—2012 年革兰(氏)阴性菌耐药监测报告. 中国临床药理学杂志, 2014, 30(3): 260-277.

[ 27 ] NING F, SHEN Y, CHEN X, et al. A combination regimen of meropenem, cefoperazone-sulbactam and minocycline for extensive burns with pan-drug resistant Acinetobacter baumannii infection. Chin Med J(Engl), 2014, 127(6): 1177-1179.

[ 28 ] 陈佰义, 何礼贤, 胡必杰, 等. 中国鲍曼不动杆菌感染诊治与防控专家共识. 中华医学杂志, 2012, 92(2): 76-85.

[ 29 ] XIE J, WANG T, SUN J, et al. Optimal tigecycline dosage regimen is urgently needed: results from a pharmacokinetic/pharmacodynamic analysis of tigecycline by Monte Carlo simulation. Int J Infect Dis, 2014, 18: 62-67.

[ 30 ] GRABE M, BARTOLETTI R, BJERKLUND-JOHANSEN TE, et al. Guideline on urological infectons. European Association of Urology(EAU), 2014.

[ 31 ] PONTIKIS K, KARAISKOS I, BASTANI S, et al. Outcomes of critically ill intensive care unit patients treated with fosfomycin for infections due to pandrug-resistant and extensively drug-resistant carbapenemase-producing Gram-negative bacteria. Int J Antimicrob Agents, 2014, 43(1): 52-59.

[ 32 ] KARAISKOS I, GIAMARELLOU H. Multidrug-resistant and extensively drug-resistant gram-negative pathogens: current and emerging therapeutic approaches. Expert Opin

Pharmacother, 2014, 15(10): 1351-1370.

[33] 周华, 李光辉, 陈佰义, 等. 中国产超广谱 β-内酰胺酶肠杆菌科细菌感染应对策略专家共识. 中华医学杂志, 2014, 94(24): 1847-1856.

[34] SADER HS, FARRELL DJ, FLAMM RK, et al. Antimicrobial susceptibility of Gram-negative organisms isolated from patients hospitalised with pneumonia in US and European hospitals: results from the SENTRY Antimicrobial Surveillance Program, 2009—2012. In J Antimicrob Agents, 2014, 43(4): 328-334.

[35] KUMAR A. An alternate pathophysiologic paradigm of sepsis and septic shock: implications for optimizing antimicrobial therapy. Virulence, 2014, 5(1): 80-97.

[36] BOYD N, NAILOR MD. Combination antibiotic therapy for empiric and definitive treatment of gram-negative infection: insights from the Society of Infectious Diseases Pharmacists. Pharmacotherapy, 2011, 31(11): 1073-1084.

[37] KMEID JG, YOUSSEF MM, KANAFANI ZA, et al. Combination therapy for Gram-negative bacteria: what is the evidence? Expert Rev Anti infect Ther, 2013, 11(12): 1355-1362.

[38] GILBERT DN, MOELLERING RC, LIOPOULOS GM, et al. The Sanford guide to antimicrobial therapy 2013. Sperryville: Antimicrobial Therapy Inc, 2013: 77-79.

[39] VIEHMAN JA, NGUYEN MH, DOI Y. Treatment options for carbapenem-resistant and extensively drug-resistant Acinetobacter baumannii infections. Drugs, 2014, 74(12): 1315-1333.

[40] 曲星伊, 刘笑芬, 张菁. 多黏菌素类药物诱导神经毒性的机制研究进展, 中国感染与化疗杂志, 2021, 21(6): 759-764.

［41］李耘,吕媛,郑波,等.中国细菌耐药监测研究 2017—2018 革兰氏阴性菌监测报告.中国临床药理学杂志,2019,35 (19):2508-2528.

［42］WALSH CC,MCINTOSH MP,PELEG AY,et al. *In vitro* pharmacodynamics of fosfomycin against clinical isolates of *Pseudomonas aeruginosa*. J Antimicrob Chemother,2015, 70:3042-3050.

［43］ZHANG Y,CHEN F,SUN E,et al. In vitro antibacterial activity of combinations of fosfomycin,minocycline and polymyxin B on pan-drug-resistant Acinetobacter baumannii. Exp Ther Med,2013,5(6):1737-1739.

［44］FALAGAS ME,KASTORIS AC,KARAGEORGOPOULOS DE,et al. Fosfomycin for the treatment of infections caused by multidrug-resistant non-fermenting Gram-negative bacilli: a systematic review of microbiological,animal and clinical studies. Int J Antimicrob Agents,2009,34(2):111-120.

［45］PONTIKIS K,KARAISKOS I,BASTANI S,et al. Outcomes of critically ill intensive care unit patients treated with fosfomycin for infections due to pandrug-resistant and extensively drug-resistant carbapenemase-producing Gram-negative bacteria. Int J Antimicrob Agents,2014,43(1):52-59.

［46］ELIAKIM-RAZ N,LADOR A,LEIBOVICI-WEISSMAN Y,et al. Efficacy and safety of chloramphenicol:joining the revival of old antibiotics? Systematic review and meta-analysis of randomized controlled trials. J Antimicrob Chemother,70(4): 979-996.

［47］WAREHAM DW,WILSON P. Chloramphenicol in the 21st century. Hosp Med,2002,63(3):157-161.

［48］CIVLJAK R,GIANNELLA M,DI BELLA S,et al. Could chloramphenicol be used against ESKAPE pathogens? A review of in vitro data in the literature from the 21st century. Expert Rev Anti Infect Ther,2014,12(2):249-264.

[49] BALBI HJ. Chloramphenicol:a review. Pediatr Rev,2004,25 (8):284-288.

[50] ADAR A,ZAYYAD H,AZRAD M,et al. Clinical and Demographic Characteristics of Patients With a New Diagnosis of Carriage or Clinical Infection With Carbapenemase-Producing Enterobacterales:A Retrospective Study. Frontiers in public health,2021,9:616-793.

[51] ABDUL RAHIM N,ZHU Y,CHEAH SE,et al. Synergy of the Polymyxin-Chloramphenicol Combination against New Delhi Metallo-β-Lactamase-Producing Klebsiella pneumoniae Is Predominately Driven by Chloramphenicol. ACS Infect Dis, 2021 Jun 11,7(6):1584-1595.

[52] WANG Q,WANG X,WANG J,et al. Phenotypic and Genotypic Characterization of Carbapenem-resistant Enterobacteriaceae: Data From a Longitudinal Large-scale CRE Study in China (2012—2016). Clin Infect Dis,2018 Nov 13,67(suppl 2): S196-S205.

[53] LIVERMORE DM,WARNER M,MUSHTAQ S,et al. What remains against carbapenem-resistant Enterobacteriaceae? Evaluation of chloramphenicol,ciprofloxacin,colistin,fosfo-mycin,minocycline,nitrofurantoin,temocillin and tigecycline. Int J Antimicrob Agents,2011,37:415-419.

[54] ISIK F,ARSLAN U,TUNCER I. Short communication: extended-spectrum beta-lactamase production in Klebsiella pneumoniae strains isolated from blood cultures and their antibiotic susceptibilities. Mikrobiyol Bul,2008,42:131-136.

(张 菁 吕 媛 施 毅 杨 帆 王 睿)

# 第三节　基于抗菌药物 PK/PD 优化耐药革兰氏阴性菌感染治疗方案

抗菌药物药代动力学 / 药效动力学（PK/PD）可以综合反映药物 - 人体 - 致病菌三者之间的相互关系,根据抗菌药物 PK/PD 特点优化给药方案有利于提高临床疗效,对于耐药革兰氏阴性菌感染尤为重要。

## 一、抗菌药物 PK/PD 分类

### （一）浓度依赖性抗菌药物

此类药物对致病菌的杀菌作用和临床疗效与抗菌药物浓度的高低密切相关,而与作用时间关系不密切,即血药峰浓度（$C_{max}$）越高或药物暴露量（即药时曲线下面积 AUC）增大,清除致病菌的作用越强,可以通过提高血药峰浓度来提高临床疗效。评价浓度依赖性药物杀菌作用 PK/PD 的参数主要有血药峰浓度 / 最低抑菌浓度（$C_{max}$/MIC）和 0~24 小时药时曲线下面积 / 最低抑菌浓度（$AUC_{0\sim24h}$/MIC）。

这类药物包括氨基糖苷类、氟喹诺酮类、达托霉素、酮内酯类、硝基咪唑类、两性霉素 B、棘白菌素类等,给药方案应以日剂量单次给药为佳。

### （二）时间依赖性抗菌药物

此类抗菌药物的抗菌作用和临床疗效与药物在体内与致病菌接触时间密切相关,与血药峰浓度关系并不密切。主要预测临床疗效的 PK/PD 参数为血药浓度高于最低抑菌浓度（MIC）的时间占给药间隔的百分比（%$T$>MIC）。

此类药物主要包括多数半衰期较短的 β- 内酰胺类（青霉素类、头孢菌素类、碳青霉烯类、单环类、β- 内酰胺酶抑制剂复合制剂等)、红霉素、林可霉素类等,此外还有氟胞嘧啶。给药方案应以每日多次给药(如分3~4次给药)为佳,适当延长静脉滴注时间、制成长效缓释剂型或合用延长其排出(如丙磺舒)亦有助于提高疗效。

**(三)时间依赖性但有较长的抗生素后效应或消除半衰期的抗菌药物**

该类药物虽然为时间依赖性药物,但由于抗生素后效应(PAE)或消除半衰期($t_{1/2}$)较长,PK/PD 评价指标应依据 $AUC_{0-24h}/MIC$、$\%T>MIC$、PAE 和 $t_{1/2}$ 等参数综合考虑。

此类药物包括糖肽类、替加环素、噁唑烷酮类、阿奇霉素等大环内酯类、链阳霉素类、吡咯类抗真菌药等。可将日剂量分两次给药,但个别半衰期较长的药物如阿奇霉素可根据药物特点设计给药方案。

## 二、依据 PK/PD 指导耐药革兰氏阴性菌感染抗菌治疗

依据各类抗菌药物的 PK/PD 相关参数,制订并优化抗菌药给药方案,可以更好地发挥抗菌药的临床治疗效果,降低不良反应和细菌耐药性的发生。

**(一)β-内酰胺类抗菌药物**

包括青霉素类、头孢菌素类、氨曲南、β-内酰胺酶抑制剂复合制剂等时间依赖性抗菌药物,其 PK/PD 参数为 $\%T>MIC$。此类药物当浓度达到较高水平(>4MIC)后,再增加浓度并不能增加其杀菌作用。一般情况下,$\%T>MIC$ 在 40%~60% 范围内的抗菌疗效最佳。为达到最佳杀菌效果,需要缩短给药间隔。

碳青霉烯类为时间依赖性的抗菌药物,其 $\%T>MIC$ 一般为 40%,但对于 MDR 致病菌所致的重症感染如严

重脓毒血症或中性粒细胞减少伴发热,往往需要碳青霉素烯类 %*T*>4MIC 达到 60% 或 %*T*>MIC 达到 100% 才会获得更好的疗效。对于一些碳青霉烯类敏感性下降的革兰氏阴性菌(MIC=4~16mg/L),增加给药剂量、延长静脉滴注时间(如美罗培南每次 2g,每 8 小时 1 次,每次静脉滴注时间延长至 3 小时),可使 %*T*>MIC 延长,对于严重感染病例有效,但目前尚缺乏大规模临床研究资料。

### (二)氨基糖苷类抗菌药物

氨基糖苷类药物为浓度依赖性抗菌药物。Crang 研究表明应用氨基糖苷类抗生素治疗革兰氏阴性杆菌感染时,如 $C_{max}$/MIC 维持在 8~10,可以达到最大杀菌率,可一日剂量单次给药,从而明显提高抗菌活性和临床疗效,并且还可降低适应性耐药和耳、肾毒性的发生率。对于血流感染或心内膜炎可每日 2 次给药。对于耐药革兰氏阴性菌严重感染且肾功能正常者,推荐阿米卡星或异帕米星 0.8g,每日 1 次。

### (三)氟喹诺酮类抗菌药物

氟喹诺酮类属于浓度依赖性抗菌药物,AUC/MIC 与细菌学疗效最为相关,当 $C_{max}$ 过高时喹诺酮类浓度依赖性毒性增加。对于革兰氏阴性菌感染,当 AUC/MIC≥100 时可发挥良好的细菌学疗效和满意临床疗效。治疗 XDR 革兰氏阴性菌感染,环丙沙星每日 0.6~1.2g,分 2 次静脉给药;左氧氟沙星成人常用量为每次 0.5g 或 0.75g,每日 1 次静脉滴注或口服;莫西沙星成人 0.4g,每日 1 次静脉滴注。

▶ **参考文献**

[ 1 ] ONUFRAK NJ, FORREST A, GONZALEZ D. Pharmacokinetic

and Pharmacodynamic Principles of anti-infective Dosing. Clin Ther,2016,38(9):1930-1947.

[2] TSAI D,LIPMAN J,ROBERTS JA. Pharmacokinetic/pharma-codynamic considerations for the optimization of antimicrobial delivery in the critically ill. Curr Opin Crit Care,2015,21(5):412-420.

[3] VELKOV T,BERGEN PJ,LORA-TAMAYO J,et al. PK/PD models in antibacterial development. Curr Opin Microbiol,2013,16(5):573-579.

[4] 中国医药教育协会感染疾病学会.抗菌药物 PK/PD 理论临床应用专家共识.中华结核和呼吸杂志,2018,41(6):409-446.

[5] KUMAR A. An alternate pathophysiologic paradigm of sepsis and septic shock:implications for optimizing antimicrobial therapy. Virulence,2014,5(1):80-97.

[6] VIEHMAN JA,NGUYEN MH,DOI Y. Treatment options for carbapenem-resistant and extensively drug-resistant Acinetobacter baumannii infections. Drugs,2014,74(12):1315-1333.

[7] KUBIN CJ,NELSON BC,MIGLIS C,et al. Population pharmacokinetics of intravenous polymyxin B from clinical samples. Antimicrob Agents Chemother,2018,62(3):e01493-17.

[8] 中国医药教育协会感染疾病专业委员会,中华结核和呼吸杂志编辑委员会,中国药学会药物临床评价研究专业委员会.抗菌药物超说明书用法专家共识.中华结核和呼吸杂志,2015,38(6):410-444.

（王　睿　张　菁）

## 第四节 抗菌药物的联合用药

### 一、抗菌药物联合使用的意义

抗菌药物联用的主要目的是扩大抗菌谱,增强抗菌活性(协同或相加作用),减少耐药性发生。在当前耐药革兰氏阴性菌广泛传播、新抗菌药物缺乏、治疗选择极其有限的形势下,通过联合用药治疗 MDR、PDR 革兰氏阴性菌感染成为重要的治疗选择。

抗菌药物联合使用可增强对耐药革兰氏阴性菌的杀菌作用、减少耐药,其可能机制包括:①一种抗菌药物破坏细菌外膜或细胞壁,增加另一种抗菌药到达靶位的穿透性,例如 β- 内酰胺类破坏细菌细胞壁可增加氨基糖苷类药物的穿透性。②两种药物同时作用于不同靶位,加速杀菌作用,如多黏菌素类破坏细菌细胞膜的稳定性,β- 内酰胺类破坏细胞壁,多黏菌素与碳青霉烯类联合可使多数碳青霉烯类最低抑菌浓度(MIC)为 8~32mg/L 的耐药肠杆菌目细菌或鲍曼不动杆菌 MIC 降至 0.5~2mg/L。③一种抗菌药物杀灭对另一种抗菌药物耐药(不论固有或诱导耐药)的细菌亚群,如碳青霉烯类与多黏菌素类联合,抑制对前者的耐药亚群。④直接抑制细菌耐药的某种机制,如 β- 内酰胺酶抑制剂与 β- 内酰胺酶不可逆结合,从而保护与之配伍的 β- 内酰胺类抗生素如青霉素类或头孢菌素类。该类联合除了传统意义上的 β- 内酰胺酶抑制剂的复方组合用药外,还包括近年来尝试性用于临床治疗的双 β- 内酰胺联合疗法如头孢他啶 - 阿维巴坦 + 氨曲南。⑤抑制细菌耐药机制的某个重要环节,如替加环素抑制蛋白质合成,可能抑制细菌产 β- 内酰胺酶。

## 二、抗菌药物联合使用的原则

选择抗菌药物联合使用治疗耐药革兰氏阴性菌的原则如下：

1. 严格掌握指征 产 ESBL 或 AmpC 酶肠杆菌目细菌一般推荐碳青霉烯类等药物单独使用，仅在严重感染时联合使用。XDR 或 PDR（通常亦对碳青霉烯类耐药）肠杆菌目细菌则推荐联合用药。铜绿假单胞菌感染常出于预防耐药性发生等目的采用联合用药，但缺乏充分临床证据，宜将联合用药限于血流感染、感染性心内膜炎、HAP/VAP、烧伤继发感染等严重感染或 XDR、PDR 等耐药菌感染。XDR、PDR 鲍曼不动杆菌感染和重症嗜麦芽窄食单胞菌感染可予联合用药。

2. 选用具有协同或相加作用的联合 尽可能采用产生协同或相加作用的联合。例如 β- 内酰胺类与氨基糖苷类，前者破坏细菌细胞壁，使后者到达靶位的渗透性增强，且体外研究已证实其协同作用。

3. PK/PD 达标 选用联合使用药物时，应考虑药物在感染部位的浓度及其体外药物敏感性，保证 PK/PD 达标。例如替加环素、多黏菌素类药物体外对耐药革兰氏阴性菌抑菌率高，但由于血脑脊液屏障通透性差，不宜用于中枢感染；因磷霉素氨丁三醇和呋喃妥因的生物利用度低仅可用于治疗下尿路感染。

4. 避免不良反应的叠加 应尽量避免联合使用抗菌药物不良反应的叠加，例如氨基糖苷类与多黏菌素类都有肾毒性，不宜合用；替加环素与头孢哌酮 - 舒巴坦联合易见凝血功能的异常，应密切观察。

## 三、临床常用的联合用药方案

基于上述原则，治疗耐药革兰氏阴性菌感染常选

用 β- 内酰胺类（碳青霉烯类、β- 内酰胺酶抑制剂复合制剂和舒巴坦等）、替加环素、多黏菌素类、氨基糖苷类、氟喹诺酮类、磷霉素、利福平等药物中的 2 种或 2 种以上药物联合用药进行不同耐药病原菌的治疗。联合用药常见的耐药革兰氏阴性菌主要包括碳青霉烯类耐药肠杆菌、鲍曼不动杆菌和铜绿假单胞菌。

1. 碳青霉烯类耐药肠杆菌目细菌（CRE）感染
尽管近年来新型抗菌药物如头孢他啶 - 阿维巴坦、美罗培南 - 法硼巴坦、亚胺培南 - 西司他丁 / 雷利巴坦、氨曲南 - 阿维巴坦和头孢地尔等治疗 CRE 有效，但目前除头孢他啶 - 阿维巴坦外，其他药物仍未在国内上市。因此，抗菌药物联合使用仍是治疗 CRE 感染的主要手段。现有联合治疗方案主要分为两类，一类是以碳青霉烯类为基础的联合治疗；另一类是以非碳青霉烯类为基础的联合治疗，多数研究推荐多黏菌素联合替加环素、氨基糖苷类或磷霉素，以及磷霉素联合氨基糖苷类。近年来头孢他啶 - 阿维巴坦联合氨曲南的治疗报告也日趋增多。研究表明对碳青霉烯类抗菌药物最低抑菌浓度（MIC）<8mg/L 的产 KPC 酶肺炎克雷伯菌，联合碳青霉烯类抗菌药物的生存率有所增加。因此，建议当碳青霉烯类抗菌药物 MIC<8mg/L 时，给予以碳青霉烯类为基础的联合治疗，包括碳青霉烯类抗菌药物联合多黏菌素或替加环素，甚至三药联合。

新型 β- 内酰胺酶抑制剂阿维巴坦可以抑制 A 类及 C 类丝氨酸 β- 内酰胺酶，包括 ESBL、AmpC 酶及 KPC 酶，但不能抑制 B 类金属酶。而氨曲南对金属酶稳定，不被金属酶水解，这是其他 β- 内酰胺类药物不具有的特点。阿维巴坦联合氨曲南，对于同时产 KPC 酶和 NDM 金属酶的 CRE 菌株理论上具有良好的抗菌作用，而此类耐药菌株在临床感染中并不罕见，且没有合适的药物可选用。体外抗菌活性表明,氨曲南联合阿维巴坦对产 NDM-1 和 IMP-4/8 在内的 CRE 具有活性。部分临床前瞻性观察研究和个案报道也证实了头孢他啶 - 阿维巴坦联合氨曲南治疗产金属酶的 CRE 感染的临床疗效。如由产 NDM 和 VIM 的肺炎克雷伯菌和大肠埃希菌引起的血流感染,头孢他啶 - 阿维巴坦联合氨曲南治疗组 30 日死亡率明显低于对照组,表明头孢他啶 - 阿维巴坦联合氨曲南治疗因产生金属 β- 内酰胺酶(MBL)的肠杆菌引起的 BSI 患者具有治疗优势。在目前国内还未有氨曲南 - 阿维巴坦组合药物上市的情况下,头孢他啶 - 阿维巴坦联合氨曲南不失为针对产 MBL 耐药菌感染治疗的新选择。当然,此种联合用药的剂量、具体联用方法(同时用药还是交替用药)等仍需要进一步研究和评估。

2. 多重耐药鲍曼不动杆菌感染 《中国鲍曼不动杆菌感染诊治和防控专家共识》推荐鲍曼不动杆菌的联合给药方案包括以舒巴坦为基础的两药联合及三药联合(舒巴坦 + 多西环素 + 碳青霉烯)。在体外研究或动物研究中证实,对多重耐药或泛耐药的鲍曼不动杆菌具有良好抗菌效果的联合给药方案包括碳青霉烯类 + 多黏菌素、替加环素 + 多黏菌素、米诺环素 + 多黏菌素、多黏菌素 + 利福平,以及多黏菌素或替加环素 + 舒巴坦或其复方制剂(舒巴坦剂量 9~12g)等。但仍待充分的临床研究数据进一步证实。替加环素推荐治疗剂量药效学难以达标,因此,当严重鲍曼不动杆菌感染时,可使用高剂量替加环素联合其他有效药物。

3. 多重耐药铜绿假单胞菌感染 铜绿假单胞菌所致的严重感染究竟是采用联合治疗还是单药治疗目前仍存在争议。通常仅在已知或疑似铜绿假单胞菌引起的脓毒症和严重感染,且相应死亡率较高或耐药风险较高时,采用经验性联合给药治疗,可选择的药物包括 β- 内酰胺类、氨基糖苷类、氟喹诺酮类、多黏菌素和磷霉素。通常使用抗铜绿假单胞菌 β- 内酰胺类(哌拉西林 - 他唑巴坦、头孢他啶、头孢吡肟或碳青霉烯类)联合氨基糖苷类。但当患者肾功能不全时可考虑抗铜绿假单胞菌 β- 内酰胺类联合氟喹诺酮类。近年来,以多黏菌素为基础的联合给药方案使用率在增加。

必须指出的是,目前针对耐药菌感染联合使用 2 种或 2 种以上抗菌药物联合使用的方案,其依据主要源自体外协同抗菌作用的研究、回顾性临床研究或个案治疗经验报道,尚缺乏高质量循证证据证实联合治疗方案在提高耐药革兰氏阴性菌感染治疗疗效中的作用。同时,联合用药过程中存在发生拮抗作用、增加肾毒性、导致二重感染及其他无法预期的风险,特别是对于儿童、老年人和肝肾功能减退的特殊人群,联合用药时要特别注意药物的相互作用产生的不良后果。基于药物经济学考虑联合用药也将不可避免地带来治疗费用的增加。抗菌药物联合使用的目的是增强疗效,扩大抗菌谱,减少耐药发生,减少药物不良反应。然而,不合理的联合用药不仅不能达到上述目的,反而会导致不良反应发生率增加、诱发二重感染、诱导细菌耐药、延误诊断和治疗等不良后果。因此对联合用药应严格掌握指征,避免滥用。

(陈勇川　杨　帆　王　睿)

# 第四章 耐药革兰氏阴性菌感染的病原治疗

## 第一节 总 论

肠杆菌目细菌包括埃希菌属、克雷伯菌属、变形杆菌属等众多菌属,为临床最常见的一大类细菌,总的来说,肠杆菌目细菌各菌属间的特性较接近,β-内酰胺类为最主要的治疗药物。这类细菌的耐药机制相仿,对 β-内酰胺类的耐药机制主要为产超广谱 β-内酰胺酶(ESBL)、头孢菌素酶(AmpC 酶)及碳青霉烯酶,导致细菌对头孢菌素、碳青霉烯类耐药;这些耐药菌往往呈现多重耐药,常同时对喹诺酮类、氨基糖苷类等抗菌药物耐药。在本书中,肠杆菌目细菌感染的治疗以产 ESBL、AmpC 酶及碳青霉烯酶不同耐药机制的菌株来叙述。

临床最常见的非发酵糖细菌为鲍曼不动杆菌、铜绿假单胞菌及嗜麦芽窄食单胞菌,这几个菌种的特性有较大的不同,包括对抗菌药物的耐药性、耐药机制及抗菌药物的选用。治疗鲍曼不动杆菌感染可选用的抗菌药物多,但细菌对各类抗菌药物的耐药性高;铜绿假单胞菌对许多抗菌药物天然耐药,但近年来细菌耐药率相对稳定;嗜麦芽窄食单胞菌可选用的抗菌药物很少,近年来也出现一些 XDR、PDR 菌株。在本书中,非发酵糖细菌感染的抗菌治疗按不同细菌来叙述。

耐药革兰氏阴性杆菌的抗菌治疗应综合考虑细菌

的耐药性、感染部位及严重程度、患者病理生理状况和抗菌药物的作用特点,选用合适的抗菌药物,以达到最大化的临床疗效与最小的不良反应。

抗菌治疗的原则包括以下几种。

(1) 及时进行病原学检查:采集标本,进行细菌培养及药物敏感性测定;对于碳青霉烯类耐药革兰氏阴性菌感染,应增加某些可能有效抗菌药物的药敏测定,如多黏菌素、替加环素、头孢他啶 - 阿维巴坦、磷霉素等,对于 CRE 可进行产碳青霉烯酶的表型或基因型测定。

(2) 区分是否为致病菌:临床标本中分离到耐药革兰氏阴性杆菌时,特别是呼吸道标本中分离到鲍曼不动杆菌或嗜麦芽窄食单胞菌时,首先应区分是感染还是定植;当临床标本中同时分离到多种细菌时,应结合临床情况鉴别耐药革兰氏阴性菌是否为致病菌。

(3) 及时进行经验治疗:在送检细菌培养标本后,综合感染来源(医院或社区获得)、耐药菌感染的危险因素等信息,评估耐药革兰氏阴性菌感染的可能性,及时进行初始经验抗菌治疗。

(4) 确定是否需要联合用药:对于耐药革兰氏阴性菌的严重感染、XDR 或 PDR 革兰氏阴性菌感染常需联合使用抗菌药物。

(5) 根据 PK/PD 原理设定给药方案,如增加给药剂量,延长碳青霉烯类等抗菌药物的滴注时间。

(6) 肝肾功能异常者、老年人,抗菌药物的剂量应适当减少。

(7) 尽可能消除感染的危险因素,积极处理原发疾病。

(王明贵　俞云松)

# 第二节 肠杆菌目细菌感染的抗菌治疗

## 一、产ESBL肠杆菌目细菌的抗菌治疗

在我国,肠杆菌目细菌产生ESBL的基因型主要为CTX-M型,几乎所有产ESBL菌株对头孢呋辛、头孢噻肟、头孢曲松耐药,CHINET(2020年)监测数据显示,大肠埃希菌、克雷伯菌属及变形杆菌属对头孢噻肟的耐药率分别为57.3%、48.5%及38.1%;按2010年及以后的CLSI判断标准,仍有部分菌株对头孢他啶、头孢吡肟及氨曲南敏感,体外显示敏感时,是否可以使用这3个药物治疗产ESBL细菌感染,尚不确定。

产ESBL细菌感染的主要危险因素包括反复使用抗菌药物、留置导管(包括中心静脉或动脉置管、经皮胃或空肠造瘘管、导尿管等)、存在胆管或泌尿道结石或梗阻、既往曾有产ESBL细菌感染、反复住院(包括护理中心)、曾入住ICU、老年人、患有基础疾病(糖尿病、免疫功能低下等)、呼吸机辅助通气等。如果患者存在上述危险因素,经验治疗用药时需考虑使用能覆盖产ESBL细菌的抗菌药物。产ESBL细菌感染的病原治疗,如表4-1所示。

表4-1 产ESBL肠杆菌目细菌所致感染的病原治疗方案

| 抗菌药及给药方案 | 治疗方案扼要评析 |
| --- | --- |
| 厄他培南1.0g q.d.静脉滴注;亚胺培南、美罗培南或帕尼培南0.5g q.8h.或q.6h.,或1.0g q.8h.静脉滴注;比阿培 | 碳青霉烯类为治疗产ESBL细菌感染最为可靠的抗菌药,厄他培南用于不考虑非发酵糖细菌感染的患者。该类药物主要 |

| 抗菌药及给药方案 | 治疗方案扼要评析 |
|---|---|
| 南 0.3~0.6g q.8h. 静脉滴注；中枢神经系统感染，美罗培南剂量可增至 2.0g q.8h. 静脉滴注 | 用于产 ESBL 细菌引起的严重感染如血流感染、免疫缺陷者感染如粒细胞减少患者感染等 |
| 头孢哌酮 - 舒巴坦 3.0g q.8h. 静脉滴注；哌拉西林 - 他唑巴坦 4.5g q.8h. 或 q.6h. 静脉滴注；阿莫西林 - 克拉维酸 1.2g q.8h. 或 q.6h. 静脉滴注，375mg（2：1 复方制剂）t.i.d. 口服或 457mg（7：1）b.i.d. 口服 | 产 ESBL 肠杆菌目细菌对此 3 个 β- 内酰胺酶抑制剂复方制剂具较高敏感性，可用于轻、中度产 ESBL 肠杆菌目细菌感染的治疗。阿莫西林 - 克拉维酸口服可用于轻、中度尿路或呼吸道感染 |
| 头孢美唑、头孢西丁或头孢米诺 2.0g q.12h. 静脉滴注 | 头霉素类对产 ESBL 菌有一定的抗菌作用，可用于产 ESBL 敏感菌株所致的轻、中度感染患者的治疗，临床使用不多 |
| 环丙沙星 0.4g b.i.d. 静脉滴注；左氧氟沙星 0.5g 或 0.75g q.d. 静脉滴注或口服 | 产 ESBL 细菌对喹诺酮类耐药率高，单用或与其他抗菌药联合用于敏感菌株所致感染 |
| 阿米卡星或异帕米星 0.6~0.8g q.d. 静脉滴注 | 产 ESBL 菌株对其敏感率较高，多用于产 ESBL 菌重症感染患者治疗的联合用药。注意监测肾功能、尿常规 |
| 磷霉素 4.0~8.0g q.12h. 或 q.8h. 静脉滴注，磷霉素氨丁三醇 3.0g q.d. 口服 | 产 ESBL 菌株对磷霉素敏感率较高，用于产 ESBL 菌所致尿路感染 |
| 头孢他啶、头孢吡肟或氨曲南 2.0g q.12h. 或 q.8h. 静脉滴注 | 是否可用头孢菌素治疗体外药敏试验显示为敏感的产 ESBL 细菌感染，目前临床证据很少。可适用于 MIC≤2mg/L 的 |

续表

| 抗菌药及给药方案 | 治疗方案扼要评析 |
|---|---|
| | 产 ESBL 细菌引起的轻症感染如尿路感染 |
| 头孢他啶-阿维巴坦 2.5g q.8h. 静脉滴注,2h | 酶抑制剂阿维巴坦对 ESBL 具抑制作用,此复方制剂可用于产 ESBL 细菌感染,但性价比低 |

## 二、产 AmpC 酶肠杆菌目细菌的抗菌治疗

产头孢菌素酶即 AmpC 酶细菌对第一代至第三代头孢菌素、头霉素类及氨曲南耐药,AmpC 酶不被克拉维酸等酶抑制剂所抑制,高产 AmpC 酶菌株若同时合并细菌膜蛋白丢失或表达下降时可导致菌株对碳青霉烯类药物耐药。产 AmpC 酶细菌对第四代头孢菌素头孢吡肟敏感。

*ampC* 基因可以定位于染色体,也可以定位于质粒上。染色体介导的 AmpC 酶分为诱导高产酶、持续高产酶及持续低产酶,染色体介导的 AmpC 酶主要由阴沟肠杆菌等肠杆菌属细菌产生,可由头孢西丁、克拉维酸等诱导大量产生,故对于产 AmpC 酶肠杆菌属细菌,即使体外药敏显示敏感时,头孢菌素类及头霉素类也不宜选用。质粒介导的 AmpC 酶主要存在于大肠埃希菌、肺炎克雷伯菌、奇异变形杆菌等肠杆菌目细菌,呈持续高表达状态。产 AmpC 酶细菌的检测困难,临床微生物室不进行常规检测;产 AmpC 酶菌株可同时产 ESBL 和 AmpC 酶,影响 ESBL 的双纸片确认试验,使后者出现假阴性。产 AmpC 酶肠杆菌目细菌所致感染的病原治疗方案,如表 4-2 所示。

表 4-2　产 AmpC 酶肠杆菌目细菌所致感染的病原治疗方案

| 抗菌药及给药方案 | 治疗方案扼要评析 |
| --- | --- |
| 厄他培南 1.0g q.d. 静脉滴注;亚胺培南、美罗培南或帕尼培南 0.5g q.8h. 或 q.6h.,或 1.0g q.8h. 静脉滴注;比阿培南 0.3~0.6g q.8h. 静脉滴注;XDR 革兰氏阴性菌感染或中枢神经系统感染,美罗培南剂量可增至 2.0g q.8h. 静脉滴注 | 碳青霉烯类为治疗产 AmpC 酶细菌感染的最主要的抗菌药,厄他培南用于不考虑非发酵糖细菌感染的患者 |
| 头孢吡肟 2.0g q.12h. 或 q.8h. 静脉滴注 | 可用于产 AmpC 酶细菌所致的各类感染 |
| 头孢他啶 - 阿维巴坦 2.5g q.8h. 静脉滴注,2h | 酶抑制剂阿维巴坦对 AmpC 酶具抑制作用,此复方制剂可用于产 AmpC 酶细菌感染 |
| 环丙沙星 0.4g b.i.d. 静脉滴注;左氧氟沙星 0.5g 或 0.75g q.d. 静脉滴注或口服 | 单用或与其他抗菌药联合用于产 AmpC 酶的敏感菌株所致感染 |
| 阿米卡星或异帕米星 0.6~0.8g q.d. 静脉滴注 | 作为产 AmpC 酶细菌重症感染患者治疗的联合用药。注意监测肾功能、尿常规 |

## 三、产碳青霉烯酶肠杆菌目细菌的抗菌治疗

　　碳青霉烯类耐药肠杆菌目细菌(CRE)的主要耐药机制为产碳青霉烯酶,故也称为产碳青霉烯酶肠杆菌目细菌(carbapenemase-producing *Enterobacteriacae*,CPE),主要有肺炎克雷伯菌。CRE 对各类抗菌药物的耐药性高,多呈现广泛耐药(XDR)现象,治疗困难。与 XDR 鲍曼不动杆菌相比,CRE 的致病性强,病死率高,

其中血流感染者病死率高达 50%。近年来,CRE 感染率在全球范围内呈明显的上升趋势,2020 年,我国肺炎克雷伯菌及大肠埃希菌对美罗培南耐药率分别为 22.4%、2.2%。

对 CRE 敏感率相对较高的抗菌药物为多黏菌素、替加环素及头孢他啶-阿维巴坦,但前两者单用的临床治疗失败率较高,常需与其他抗菌药物联合应用,碳青霉烯类耐药肠杆菌目细菌感染的病原治疗方案,如表 4-3 所示。

表 4-3 碳青霉烯类耐药肠杆菌目细菌感染的病原治疗方案

| 抗菌药及给药方案 | 治疗方案扼要评析 |
| --- | --- |
| 头孢他啶-阿维巴坦 2.5g q.8h. 静脉滴注,2h | 用于产丝氨酸酶 KPC 的 CRE 感染,用药前需要有药敏结果,或碳青霉烯酶的表型或基因型检测结果 |
| 多黏菌素 + 碳青霉烯类: 多黏菌素 E 每日 2.5~5.0mg/kg (按基质计)或多黏菌素 B 每日 1.5~2.5mg/kg(万 IU/kg),分 2~4 次静脉滴注。亚胺培南、美罗培南或帕尼培南 1.0g q.8h. 静脉滴注;中枢神经系统感染,美罗培南剂量可增至 2.0g q.8h. 静脉滴注 雾化吸入:多黏菌素 E50~75mg 溶于 3~4ml 生理盐水,雾化吸入 2~3 次/d(也有报道 100 万 U,3 次/d) 鞘内或脑室内剂量:多黏菌素 E 10mg/d 或多黏菌素 B 5 万 U/d×3d q.o.d. | 体外联合药敏试验显示多黏菌素与碳青霉烯类联合多呈协同作用。多个临床研究提示碳青霉烯类与其他抗菌药物如多黏菌素的联合方案治疗 CRE 的疗效优于单药或其他联合方案。与其他抗菌药物联合,碳青霉烯类可用于 MIC≤8mg/L 的 CRE 细菌感染,需大剂量给药,延长静脉滴注时间至每次 2~3 小时。多黏菌素 E 基质 30mg 相当于多黏菌素 E 甲磺酸盐 80mg,相当于多黏菌素 E 100 万 U。多黏菌素 B 1mg 相当于多黏菌素 B 1 万 U |

续表

| 抗菌药及给药方案 | 治疗方案扼要评析 |
| --- | --- |
| 多黏菌素 + 替加环素：<br>多黏菌素剂量同上，替加环素 50mg q.12h. 静脉滴注，首剂加倍 | 体外联合药敏试验显示替加环素与多黏菌素联合对肺炎克雷伯菌多呈协同作用。联合应用治疗 CRE 感染患者的病死率明显低于单用 |
| 替加环素 + 碳青霉烯类：<br>剂量同上 | 体外联合药敏试验显示两者联合多呈协同或相加作用 |
| 替加环素 + 氨基糖苷类：<br>替加环素剂量同上。阿米卡星或异帕米星 0.8g q.d. 或分 2 次静脉滴注 | 替加环素与阿米卡星联合对肺炎克雷伯菌、肠杆菌属细菌多呈协同作用，CRE 对阿米卡星的敏感率约为 50% |
| 多黏菌素 + 磷霉素：<br>多黏菌素剂量同上；磷霉素 8.0g q.8h. 或 6.0g q.6h. 静脉滴注 | 国外报道 CRE 对磷霉素的敏感率 >90%，但国内菌株敏感率约 40%，有限的临床数据显示两者联合治疗 XDR 革兰氏阴性菌感染可取得良好疗效 |
| 替加环素 + 磷霉素：<br>剂量同上 | 有限的临床数据显示两者联合治疗 XDR 革兰氏阴性菌感染可取得良好疗效 |
| 磷霉素 + 氨基糖苷类：<br>剂量同上 | CRE 对两者均具较好的敏感率，两者联合可用于 CRE 感染的治疗，特别是尿路感染。有限的临床数据显示两者联合治疗 XDR 革兰氏阴性菌感染可取得良好疗效 |
| 多黏菌素 + 替加环素 + 碳青霉烯类：<br>剂量同上 | 常用于 CRE 的严重感染如脑膜炎、心内膜炎、血流感染等 |

# 参考文献

［1］WANG P,HU F,XIONG Z,et al. Susceptibility of extended-spectrum-beta- lactamase-producing Enterobacteriaceae according to the new CLSI breakpoints. J Clin Microbiol,2011,49（9）:3127-3131.

［2］《β-内酰胺类抗生素/β-内酰胺酶抑制剂复方制剂临床应用专家共识》编写专家组. β-内酰胺类抗生素/β-内酰胺酶抑制剂复方制剂临床应用专家共识（2020年版）. 中华医学杂志,2020,100（10）:738-747.

［3］PONTIKIS K,KARAISKOS I,BASTANI S,et al. Outcomes of critically ill intensive care unit patients treated with fosfomycin for infections due to pandrug-resistant and extensively drug-resistant carbapenemase-producing Gram-negative bacteria. Int J Antimicrob Agents,2014,43（1）:52-59.

［4］MARAGAKIS LL,PERL TM. Acinetobacter baumannii:epidemiology,antimicrobial resistance,and treatment options. Clin Infect Dis,2008,46（8）:1254-1263.

［5］MUNOZ-PRICE LS,WEINSTEIN RA. Acinetobacter infection. N Engl J Med,2008,358（12）:1271-1281.

［6］FISHBAIN J,PELEG AY. Treatment of Acinetobacter infections. Clin Infect Dis,2010,51（1）:79-84.

［7］LI J,RAYNER CR,NATION RL,et al. Heteroresistance to colistin in multidrug-resistant Acinetobacter baumannii. Antimicrob Agents Chemother,2006,50（9）:2946-2950.

［8］BASSETTI M,RIGHI E,VISCOLI C. Pseudomonas aeruginosa serious infections:mono or combination antimicrobial therapy? Curr Med Chem,2008,15（5）:517-522.

［9］中华医学会呼吸病学分会感染学组. 铜绿假单胞菌下呼吸

道感染诊治专家共识. 中华结核和呼吸杂志, 2014, 37(1): 9-15.

[10] ZUSMAN O, AVNI T, LEIBOVICI L, et al. Systematic Review and Meta-Analysis of In Vitro Synergy of Polymyxins and Carbapenems. Antimicrob Agents Chemother, 2013, 57(10): 5104-5111.

[11] MARTIS N, LEROY S, BLANC V, et al. Colistin in multi-drug resistant Pseudomonas aeruginosa blood-stream infections: a narrative review for the clinician. J Infect, 2014, 69(1): 1-12.

[12] LOONEY WJ, NARITA M, MUHLEMANN K. Stenotropho-monas maltophilia: An emerging opportunist human pathogen. Lancet Infect Dis, 2009, 9(5): 312-323.

[13] 周华, 李光辉, 卓超, 等. 中国嗜麦芽窄食单胞菌感染诊治和防控专家共识. 中华医学杂志, 2013, 93(16): 1203-1213.

[14] VAN DUIN D, LOK JJ, EARLEY M, et al. Colistin versus ceftazidime-avibactam in the treatment of infections due to carbapenem-resistant Enterobacteriaceae. Clin Infect Dis, 2018, 66(2): 163-171.

[15] AGYEMAN AA, BERGEN PJ, RAO GG, et al. A systematic review and meta-analysis of treatment outcomes following antibiotic therapy among patients with carbapenem-resistant *Klebsiella pneumoniae* infections. Int J Antimicrob Agents, 2020, 55(1): 105833.

[16] GUTIERREZ-GUTIERREZ B, SALAMANCA E, DE CUETO M, et al. Effect of appropriate combination therapy on mortality of patients with bloodstream infections due to carbapenemase-producing Enterobacteriaceae (INCREMENT): a retrospective cohort study. Lancet Infect Dis, 2017, 17(7): 726-734.

（王明贵　俞云松）

# 第三节　耐药鲍曼不动杆菌感染的病原治疗

鲍曼不动杆菌具有强大的获得耐药性和克隆传播的能力,多重耐药(MDR-AB)、广泛耐药(XDR-AB),甚至全耐药(PDR-AB)鲍曼不动杆菌呈世界性流行,已成为我国院内感染最重要的病原菌之一。根据 CHINET (2021 年 1—6 月)数据显示,全国 29 省、自治区或市的 53 所医院(其中综合性医院 46 所,儿童专科医院 7 所;三级医院 42 所,二级医院 11 所)共收集鲍曼不动杆菌 10 900 株,占临床分离非发酵糖革兰氏阴性杆菌的 38.6%,对常用抗菌药物的耐药率达 50% 以上,其中对亚胺培南和美罗培南的耐药率分别为 69.2% 和 70.5%;仅仅对少数抗菌药物(多黏菌素和替加环素)有较高的敏感率。

基于鲍曼不动杆菌的严峻耐药现状,2012 年我国制定了《中国鲍曼不动杆菌感染诊治与防控专家共识》,提出鲍曼不动杆菌感染治疗的主要原则,包括根据药敏结果选用抗菌药物,联合用药,增加药物剂量,根据不同感染部位选择感染部位组织浓度高的药物,根据 PK/PD 理论制订合适的给药方案,根据血浆肌酐清除率及肝功能状况调整抗菌药物剂量等。

《中国鲍曼不动杆菌感染诊治与防控专家共识》提出了以下几种抗菌药物在治疗鲍曼不动杆菌感染中的作用。

(1) 舒巴坦及含舒巴坦的 β- 内酰胺类抗生素复方制剂:研究显示,舒巴坦对鲍曼不动杆菌具有天然的抗菌活性,美国霍普金斯大学抗菌药物用药指南(Treatment recommendations for adult inpatients.www.

insidehopkinsmedicine.org/amp）规定，对于 MDR-AB 感染，氨苄西林 - 舒巴坦的治疗剂量为 3g，每 4 小时 1 次，相当于舒巴坦 6g/d。而在我国，《中国药典》（2010 年版）规定舒巴坦每日给药剂量最高不得超过 4g，远远低于国际上推荐的舒巴坦治疗鲍曼不动杆菌感染的使用剂量。因此，常需在严格的患者知情同意的基础上超剂量使用。

（2）碳青霉烯类抗生素：适用于敏感菌株所致的各类感染，或者与其他药物联合治疗。

（3）基于多黏菌素类的联合治疗：该类药的肾毒性及神经不良反应限制了其在老年患者及肾功能不全患者中的应用，另外研究发现鲍曼不动杆菌普遍存在多黏菌素的异质性耐药，但异质性耐药菌株可部分恢复对其他抗菌药物的敏感性。

（4）替加环素：参照美国 FDA 的药敏判定标准，该药对 MDR-AB 及 XDR-AB 均有很高的体外抗菌活性，但是由于其组织分布广泛，血药浓度、脑脊液浓度低，常需与其他抗菌药物联合应用。

（5）四环素类抗菌药物：美国 FDA 批准米诺环素针剂用于对其敏感的鲍曼不动杆菌感染的治疗。

（6）氨基糖苷类抗生素：多与其他抗菌药物联合治疗对其敏感的鲍曼不动杆菌感染。

近年来新开发的抗菌药物逐步投入临床，为治疗耐药鲍曼不动杆菌感染带来了希望。耐药鲍曼不动杆菌感染的病原治疗方案见表 4-4、表 4-5。

## 表4-4 多重耐药鲍曼不动杆菌（MDR-AB）感染的病原治疗方案

| 抗菌药及给药方案 | 治疗方案评析 |
| --- | --- |
| 舒巴坦 1.0g q.6h.；氨苄西林 - 舒巴坦(2：1)3.0g q.6h.；头孢哌酮 - 舒巴坦(2：1)3.0g q.6h.静脉滴注；头孢哌酮 - 舒巴坦(1：1)2.0g q.6h.静脉滴注 | 舒巴坦及含舒巴坦的β-内酰胺类抗生素复方制剂在鲍曼不动杆菌感染中具有重要的地位。对一般感染舒巴坦剂量根据 CFDA 规定不超过 4.0g/d。对 MDR-AB、XDR-AB 及 PDR-AB 感染，国外推荐可增加至 6.0g/d，甚至 8.0g/d，分 3~4 次给药。 |
| 亚胺培南、美罗培南或帕尼培南 1.0g q.8h. 或 1.0g q.6h. 静脉滴注；治疗中枢神经系统感染时，美罗培南剂量可增至 2.0g q.8h. | 碳青霉烯类除厄他培南外对鲍曼不动杆菌有较强的抗菌活性，但我国 CRAB 的检出率大多在 50% 以上。但对于一些敏感性下降的菌株的(MIC≤16mg/L)，通过增加给药次数，加大给药剂量，延长碳青霉烯类的静脉滴注时间可使血药浓度高于 MIC 的时间(%T>MIC)延长，对部分感染病例有效。基于我国目前 CRAB 对碳青霉烯类的 MIC 大多数大于 16mg/L，不作为 CRAB 感染的经验性治疗选择 |
| 阿米卡星或异帕米星每日 15~20mg/kg，国内常用 0.6g q.d. 静脉滴注。对于严重感染且肾功能正常者，可加量至 0.8g q.d. 静脉滴注 | 多与其他抗菌药物联合应用。用药期间应监测肾功能及常规，有条件的最好监测血药浓度 |
| 环丙沙星 0.4g b.i.d. 静脉滴注；左氧氟沙星 0.5g 或 0.75g q.d. 静脉滴注；头孢他啶或头孢吡肟 | 这些抗菌药物对鲍曼不动杆菌具有一定的抗菌活性，但耐药率高，故应根据药敏结果选用。尽管利福平与其他抗菌药联合对不动杆菌有协同 |

续表

| 抗菌药及给药方案 | 治疗方案评析 |
|---|---|
| 2.0g q.12h. 或 q.8h. 静脉滴注；哌拉西林-他唑巴坦 4.5g q.6h.；利福平针剂 0.3g q.12h. 或 q.8h. 静脉滴注或口服 | 杀菌作用，但因其为治疗结核病的主要药物之一，且联合应用获益不确定，不推荐常规用于鲍曼不动杆菌感染的治疗 |
| 米诺环素针剂 100mg q.12h. 静脉滴注，可使用口服片剂或多西环素针剂（100mg q.12h.）与其他抗菌药物联合 | 四环素类抗菌活性相对较弱，与替加环素有交叉耐药，逐渐被替加环素替代。国内没有米诺环素针剂 |
| 多黏菌素 E 甲磺酸钠（黏菌素）的剂量为每日 2.5~5mg/kg（按基质计）或多黏菌素 B 每日 1.5~2.5mg/kg（万 U/kg），分 2~4 次静脉滴注 | 多用于 XDR-AB 感染的治疗。该类药物的肾毒性及神经系统不良反应发生率高，对于老年人、肾功能不全患者特别需要注意肾功能监测。另外，多黏菌素 E 存在明显的异质性耐药，常需联合应用其他抗菌药物 |
| 替加环素常用首剂量为首剂 100mg，之后 50mg q.12h. 静脉滴注 | 多用于 XDR-AB 感染的治疗。替加环素敏感性差异大，耐药性呈增加趋势。由于其组织分布广泛，血药浓度、脑脊液浓度低，常需加大剂量并与其他抗菌药物联合应用 |
| 依拉环素常用剂量为 1mg/kg，静脉滴注 q.12h. | 多用于治疗复杂性腹腔感染，抗菌活性与替加环素相似 |
| 头孢地尔常用剂量为 2g q.8h. 静脉滴注 | 多用于 MDR、XDR 感染的治疗，对 CRAB 亦有较好的临床疗效。主要用于治疗泌尿系统感染，HAP/VAP 及血流感染。 |

115

表 4-5　广泛耐药鲍曼不动杆菌（XDR-AB）感染的病原治疗方案

| 抗菌药及给药方案 | 治疗方案评析 |
|---|---|
| 舒巴坦或舒巴坦合剂 + 多黏菌素 | 多黏菌素抗菌活性最强，但存在明显的异质性耐药，异质性耐药株常对其他抗生素恢复敏感性。以多黏菌素为基础的联合具有较好的临床疗效，但需监测多黏菌素的肾和神经不良反应。舒巴坦常需较高的剂量（6~8g/d）。替加环素血药浓度低，常规剂量很难达到有效治疗浓度，常需加大剂量并与其他抗菌药物联合应用。针对 PDR-AB 更需结合体外药敏结果，联合应用敏感性相对较高的抗菌药物 |
| 舒巴坦或舒巴坦合剂 + 替加环素 | |
| 舒巴坦或舒巴坦合剂 + 多西环素 | |
| 舒巴坦或舒巴坦合剂 + 碳青霉烯类 | |
| 替加环素 + 碳青霉烯类 | |
| 替加环素 + 多黏菌素 | |
| 多黏菌素 + 碳青霉烯类 | |
| 舒巴坦或舒巴坦合剂 + 多西环素 + 碳青霉烯类 | 多用于 XDR-AB 所致的严重感染如脑膜炎、心内膜炎及血流感染等。临床应用病例少，疗效有待评估 |
| 舒巴坦或舒巴坦合剂 + 替加环素 + 碳青霉烯类 | |
| 亚胺培南 + 利福平 + 多黏菌素或妥布霉素 | |

（俞云松　王明贵）

# 第四节　耐药铜绿假单胞菌
# 感染的病原治疗

铜绿假单胞菌广泛分布于自然环境中,是院内感染的重要条件致病菌之一,主要出现于结构性肺病、黏膜屏障破坏及免疫力低下患者的感染,具有易定植、易变异和多重耐药的特点。根据 CHINET(2021 年 1—6 月)数据显示,29 个省、自治区或市的 53 所医院共收集铜绿假单胞菌 10 685 株,占临床分离非发酵糖革兰氏阴性杆菌的 37.8%,对亚胺培南和美罗培南的耐药率分别为 24.7% 和 20.2%;对常用抗假单胞菌 β- 内酰胺类药物(包括头孢哌酮 - 舒巴坦和哌拉西林 - 他唑巴坦)、喹诺酮类和氨基糖苷类的耐药率 <15%;其中对多黏菌素 B、黏菌素和阿米卡星有较高的敏感率。中华医学会呼吸病学分会感染学组的《铜绿假单胞菌下呼吸道感染诊治专家共识》(2014 年)对铜绿假单胞菌感染治疗常用的抗菌药物作了详细介绍(表 4-6、表 4-7)。对于 MDR-PA 感染,联合用药治疗临床感染的效果优于单药,因此提出 MDR 铜绿假单胞菌感染常常需要优化治疗方案,尤其是初始联合治疗更能获得充分治疗的可能性,而新的 β- 内酰胺酶抑制剂复方制剂的出现为治疗耐药铜绿假单胞菌感染提供了更多的选择。最常用的联合治疗方案是抗铜绿假单胞菌 β- 内酰胺类加氨基糖苷类或氟喹诺酮类。

表 4-6 多重耐药铜绿假单胞菌（MDR-PA）感染的病原治疗方案

| 抗菌药及给药方案 | 治疗方案评析 |
|---|---|
| 头孢他啶 2g q.8h. 静脉滴注 | 对铜绿假单胞菌抗菌活性最强的第三代头孢菌素 |
| 头孢吡肟 2g q.12h. 或 q.8h. 静脉滴注<br>氨曲南 2g q.8h. 或 q.6h. 静脉滴注 | 对铜绿假单胞菌抗菌活性强，对 AmpC 酶稳定<br>结构简单，过敏较少 |
| 哌拉西林 - 他唑巴坦 4.5g q.8h. 或 q.6h. 静脉滴注 | 抗菌活性较强，是临床主要抗铜绿假单胞菌感染的抗菌药物之一，他唑巴坦对多种 β- 内酰胺酶有很好的抑制作用 |
| 头孢哌酮 - 舒巴坦 3g（2：1 剂型）q.8h. 静脉滴注 | 是临床主要抗铜绿假单胞菌感染的抗菌药物之一，由于头孢哌酮对血脑屏障通透性较低，颅内感染较少适用 |
| 头孢他啶 - 阿维巴坦 2.5g q.8h. 静脉滴注 | 根据体外药敏结果可用于治疗碳青霉烯耐药铜绿假单胞菌引起的腹腔感染、复杂性尿路感染，HAP/VAP 和血流感染，对多种 β- 内酰胺酶有很好的抑制作用（对金属酶无效） |
| 头孢洛扎 - 他唑巴坦 1.5g q.8h. 静脉滴注 | 新的酶抑制剂复方制剂，对铜绿假单胞菌有较好的抗菌作用，适应证正包括复杂性尿路感染、复杂性腹腔感染，HAP/VAP 和血流感染。对产碳青霉烯酶菌株无抗菌活性 |
| 头孢地尔常用剂量为 2g q.8h. 静脉滴注 | 多用于 MDR、XDR 感染的治疗，对 CRAB 亦有较好的临床疗效。主要用于治疗泌尿系感染、HAP/VAP 及血流感染 |

续表

| 抗菌药及给药方案 | 治疗方案评析 |
|---|---|
| 亚胺培南、美罗培南或帕尼培南 1g q.8h. 或 1g q.6h. 静脉滴注;中枢神经系统感染治疗时,美罗培南剂量可增至 2g q.8h. | 常需要较大剂量 |
| 亚胺培南-西司他丁/雷利巴坦 1.25g q.6h. 静脉滴注 | 对大多数 β-内酰胺酶有较好的抑制作用(包括 KPC),对产金属酶菌株无效 |
| 环丙沙星 0.4g q.12h. 或 q.8h. 静脉滴注;左氧氟沙星 0.5g q.d. 或 0.75g q.d. 静脉滴注 | 常与 β-内酰胺类或氨基糖苷类联合应用 |
| 阿米卡星每日 15~20mg/kg,国内常用 0.6g q.d. 静脉滴注。对于严重感染且肾功能正常者,可加量至 0.8g/d 给药。妥布霉素,每日 7mg/kg,危重感染患者可增加至每日 8mg/kg,国内常用 160~240mg q.d. 静脉滴注 | 常与 β-内酰胺类或氟喹诺酮类联合应用。肌酐清除率在 70ml/min 以下者,其维持剂量需根据肌酐清除率进行调整 |
| 多黏菌素 E 的剂量为每日 2.5~5mg/kg(按基质计)或多黏菌素 B 每日 1.5~2.5mg/kg(万 U/kg),分 2~4 次静脉滴注 | 为治疗 XDR-PA 或 PDR-PA 的主要药物。该类药物有一定的肾毒性及神经系统不良反应发生率。对于老年人、肾功能不全患者特别需要注意肾功能的监测。另外,多黏菌素存在明显的异质性耐药,常需联合应用其他抗菌药物 |

表 4-7 广泛耐药铜绿假单胞菌（XDR-PA）
感染的病原治疗方案

| 抗菌药物及给药方案 | 治疗方案评析 |
| --- | --- |
| 多黏菌素 + 抗铜绿假单胞菌 β-内酰胺类<br>多黏菌素 + 环丙沙星<br>多黏菌素 + 磷霉素<br>抗铜绿假单胞菌 β- 内酰胺类 + 氨基糖苷类<br>抗铜绿假单胞菌 β- 内酰胺类 + 环丙沙星<br>抗铜绿假单胞菌 β- 内酰胺类 + 磷霉素<br>环丙沙星或左氧氟沙星 + 氨基糖苷类 | 铜绿假单胞菌对多黏菌素存在异质性耐药，单药应用临床疗效差<br>对严重的呼吸道感染在全身使用的基础上，可使用多黏菌素雾化吸入 |
| 多黏菌素 + 抗铜绿假单胞菌 β-内酰胺类 + 环丙沙星<br>多黏菌素 + 抗铜绿假单胞菌 β-内酰胺类 + 磷霉素<br>多黏菌素 + 碳青霉烯类 + 多黏菌素雾化吸入 | 主要用于 PDR-PA 严重感染的治疗 |

注：抗铜绿假单胞菌 β-内酰胺类包括新的酶抑制复方制剂，主要为头孢他啶 - 阿维巴坦、头孢洛扎 - 他唑巴坦及亚胺培南 - 西司他丁 / 雷利巴坦。

（俞云松 王明贵）

# 第五节 耐药嗜麦芽窄食单胞菌感染的病原治疗

嗜麦芽窄食单胞菌（Stenotrophomonas maltophilia）是一种广泛存在于自然界和医院环境的革兰氏阴性条

件致病菌。随着广谱抗菌药物和免疫抑制剂的广泛应用以及侵袭性操作的不断增多，该菌的分离率呈逐年上升趋势，已成为医院获得性感染的重要病原菌之一，该菌分离率居所有临床分离革兰氏阴性菌的第5—6位，位于临床分离非发酵糖细菌的第3位。嗜麦芽窄食单胞菌致病力弱，其感染常出现在免疫力低下、病情危重的患者，可引起免疫力低下患者肺部感染、血流感染、皮肤软组织感染、腹腔感染、颅内感染和尿路感染等。

　　该菌通常对多种抗菌药物固有耐药，仅米诺环素、磺胺甲噁唑(SMZ)-甲氧苄啶(TMP)、左氧氟沙星等少数抗菌药物对其有较好的抗菌活性，但总体敏感性有下降趋势，多黏菌素对嗜麦芽窄食单胞菌的抗菌活性也存在较大的差异。因此嗜麦芽窄食单胞菌感染临床有效治疗药物少，更需结合体外药敏、感染部位综合考虑治疗方案的选择(表4-8、表4-9)。

表4-8　多重嗜麦芽窄食单胞菌感染的病原治疗方案

| 抗菌药及给药方案 | 治疗方案评析 |
| --- | --- |
| 复方磺胺甲噁唑(SMZco)按 TMP计，每日15mg/kg，国内常规剂量2~3片，每日3次，口服(SMZ-TMP片剂或针剂含量均为每片或每支SMZ400mg，TMP80mg) | 嗜麦芽窄食单胞菌感染的首选治疗药物。本品为抑菌剂，给药剂量通常较大。治疗过程中易发生耐药，常与其他药物联用 |
| 替卡西林-克拉维酸3.2g q.4h.或q.6h.静脉滴注 | 为嗜麦芽窄食单胞菌感染治疗的推荐用药，但近年来其耐药性明显增加，通常用于SMZco过敏或不能耐受的患者 |

续表

| 抗菌药及给药方案 | 治疗方案评析 |
| --- | --- |
| 头孢哌酮 - 舒巴坦 3g q.8h. 静脉滴注。严重感染或难治性感染可增至 3g q.6h. 静脉滴注 | 体外对嗜麦芽窄食单胞菌具有良好的抗菌活性,敏感率高于替卡西林 - 克拉维酸 |
| 氨曲南 - 阿维巴坦负荷剂量 500mg/167mg,30 分钟静脉滴注,1 500mg/500mg 输注 3 小时 q.6h. | 体外对嗜麦芽窄食单胞菌具有良好的抗菌活性,主要用于治疗腹腔感染 |
| 左氧氟沙星 0.5g 或 0.75g q.d. 静脉滴注或口服;环丙沙星 0.4~1.2g/d,分 2~3 次给药;莫西星 400mg q.d. 静脉滴注或口服 | 对嗜麦芽窄食单胞菌具有杀菌作用,左氧氟沙星、莫西沙星的体外抗菌活性优于环丙沙星,但在治疗过程中可发生快速耐药,一般用于联合治疗 |
| 替加环素 50mg q.12h. 静脉滴注,首剂加倍 | 体外对嗜麦芽窄食单胞菌具有良好的抗菌活性,对四环素类或 SMZco 耐药菌株亦具抗菌活性,但临床经验有限 |
| 米诺环素或多西环素 100mg q.12h. 静脉滴注或口服 | 米诺环素、多西环素体外对嗜麦芽窄食单胞菌具有抗菌活性,是目前少数几个推荐的治疗药物之一 |
| 多黏菌素 E 的剂量为每日 2.5~5mg/kg(按基质计)或多黏菌素 B 每日 1.5~2.5mg/kg(万 U/kg),分 2~4 次静脉滴注 | 对嗜麦芽窄食单胞菌的抗菌活性差异较大,且有一定的肾毒性及神经系统毒性,主要用于广泛耐药嗜麦芽窄食单胞菌感染的治疗 |
| 抗假单胞菌头孢菌素 头孢他啶 2g q.8h. 静脉滴注,头孢吡肟 2g q.12h. 或 q.8h. 静脉滴注 | 头孢他啶和头孢吡肟体外对部分菌株具有一定的活性,可用于 XDR 菌株感染的联合用药,不推荐作为常用药物 |

表4-9 广泛耐药嗜麦芽窄食单胞菌感染的病原治疗方案

| 抗菌药及给药方案 | 治疗方案评析 |
| --- | --- |
| SMZco+（替卡西林-克拉维酸或头孢哌酮-舒巴坦）<br>SMZco+氟喹诺酮类<br>SMZco+米诺环素或多西环素<br>SMZco+头孢他啶<br>SMZco+多黏菌素<br>氟喹诺酮类或多黏菌素+（替卡西林-克拉维酸或头孢哌酮-舒巴坦或头孢他啶） | 目前国际上推荐的治疗药物仅SMZco、左氧氟沙星和米诺环素三种，均存在一定的耐药性和易产生耐药问题，常需联合用药，尤其是重症或免疫低下感染的患者。其他药物常需根据药敏，联合用药 |

▶ **参考文献**

［1］胡付品,郭燕,朱德妹,等.2019年CHINET三级医院细菌耐药性监测.中国感染与化疗杂志,2020,20（3）:233-243.

［2］陈佰义,何礼贤,胡必杰,等.中国鲍曼不动杆菌感染诊治与防控专家共识.中华医学杂志,2012,92（2）:76-85.

［3］YUSUF E,BAX HI,VERKAIK NJ,et al. An Update on Eight "New" Antibiotics against Multidrug-Resistant Gram-Negative Bacteria. J Clin Med,2021,10（5）:1068.

［4］CHOI JJ,MCCARTHY MW. Cefiderocol:a novel siderophore cephalosporin. Expert Opin Investig Drugs,2018,27（2）:193-197.

［5］DOI Y. Treatment Options for Carbapenem-resistant Gram-negative Bacterial Infections. Clin Infect Dis,2019,69（Suppl7）:S565-S575.

［6］BASSETTI M,RIGHI E,VISCOLI C. Pseudomonas aeruginosa serious infections:mono or combination antimicrobial therapy? Curr Med Chem,2008,15（5）:517-522.

[ 7 ] 中华医学会呼吸病学分会感染学组.铜绿假单胞菌下呼吸道感染诊治专家共识.中华结核和呼吸杂志,2014,37(1):9-15.

[ 8 ] TRAN TB,VELKOV T,NATION RL,et al. Pharmacokinetics/pharmacodynamics of colistin and polymyxin B:are we there yet? Int J Antimicrob Agents,2016,48(6):592-597.

[ 9 ] ZUSMAN O,ALTUNIN S,KOPPEL F,et al. Polymyxin monotherapy or in combination against carbapenem-resistant bacteria:systematic review and meta-analysis. J Antimicrob Chemother,2017,72:29-39.

[ 10 ] KARAISKOS I,LAGOU S,PONTIKIS K,et al. The "Old" and the "New" Antibiotics for MDR Gram-Negative Pathogens: For Whom,When,and How. Front Public Health,2019,7: 151.

[ 11 ] 俞云松,杜小幸,吕晓菊,等. β-内酰胺类抗生素/β-内酰胺酶抑制剂复方制剂临床应用专家共识(2020年版).中华医学杂志,2020,100(10):738-747.

[ 12 ] LOONEY WJ,NARITA M,MUHLEMANN K. Stenotrophomonas maltophilia:An emerging opportunist human pathogen. Lancet Infect Dis,2009,9(5):312-323.

[ 13 ] TOLEMAN MA,BENNETT PM,BENNETT DM,et al. Global emergence of trimethoprim/sulfamethoxazole resistance in Stenotrophomonas maltophilia mediated by acquisition of sul genes. Emerg Infect Dis,2017,13:559-565.

[ 14 ] 周华,李光辉,卓超,等.中国嗜麦芽窄食单胞菌感染诊治和防控专家共识.中华医学杂志,2013,93(16):1203-1213.

[ 15 ] YAHAV D,GISKE CG,GRĀMATNIECE A,et al. New β-Lactam-β-Lactamase Inhibitor Combinations. Clin Microbiol Rev,2020,34(1):e00115-20.

[16] CORNELY OA,CISNEROS JM,TORRE-CISNEROS J,et al. Pharmacokinetics and safety of aztreonam/avibactam for the treatment of complicated intra-abdominal infections in hospitalized adults:results from the REJUVENATE study. J Antimicrob Chemother,2020,75(3):618-627.

[17] KO JH,KANG CI,CORNEJO-JUAREZ P,et al. Fluoroquinolones versus trimethoprim-sulfamethoxazole for the treatment of Stenotrophomonas maltophilia infections:a systematic review and meta-analysis. Clin Microbiol Infect,2019,25:546-554.

（王明贵 俞云松）

# 第一节 总 论

耐药革兰氏阴性菌可引起各类临床感染病,多见于医院获得性感染。由于细菌耐药性高,可选用的抗菌药物有限,而且感染患者往往具有多种基础疾病,因而治疗困难,病死率高。本章介绍临床主要耐药革兰氏阴性菌所致的一些常见和/或严重感染病的诊断与治疗,包括肺部感染、血流感染、粒细胞减少者感染、腹腔感染、皮肤软组织感染、中枢神经系统感染和尿路感染,重点集中在多重耐药、广泛耐药和全耐药革兰氏阴性菌,如产 ESBL 或 AmpC 酶的肠杆菌目细菌(大肠埃希菌、克雷伯菌属等)、碳青霉烯类耐药肠杆菌目细菌(CRE)、铜绿假单胞菌(CRPA)和鲍曼不动杆菌(CRAB)等所致的医院获得性感染。

每种感染病介绍内容包括病原菌分布、耐药性、诊断和治疗。病原学部分主要介绍各类感染病的病原菌分布及耐药变迁,引用最新的国内外细菌耐药监测数据。诊断部分包括临床诊断和病原学诊断,特别是强调病原学诊断的重要性,临床标本分离到耐药菌时需要鉴别污染和定植,对耐药菌感染各种危险因素进行综述。治疗部分主要叙述经验治疗,需评估可能感染的革兰氏阴性菌及其耐药性,给予及时恰当的经验性抗菌治疗;有些感染病尚包括治疗原则,简述该类感染病治疗所必须遵循的基本原则;病原治疗主要在本书的第四章耐药革兰氏阴性菌感染的病原治疗中叙述,此章节主要叙述各类感染病有特征性的内容,如特定部位抗菌药物的推荐方案,特殊给药方式如抗菌药物的雾化治疗在"下呼吸道感染"一节叙述。有关耐药菌特别是 XDR、PDR 细菌感染的抗菌治疗国际上尚缺乏大样本的临床资料,本书尽可能展现当前国内外有关耐药革兰氏阴性菌感染的治疗新进展,但有许多问题仍有待于今后进一步的临床研究予以确定。

本章节重点阐述耐药革兰氏阴性菌感染的诊断与治疗,所有的叙述均围绕耐药革兰氏阴性菌感染进行,革兰氏阳性菌及非多重耐药革兰氏阴性菌感染的诊治不在此书之列,一些宽泛的内容如感染病的诊断标准等不作重点阐述。

(施　毅　陈佰义)

## 第二节　下呼吸道感染

### 一、概述

革兰氏阴性菌引起的下呼吸道感染最常见的为 HAP 和 VAP。我国 HAP 病原构成与欧美国家不同,引起 HAP 最常见的革兰氏阴性菌是鲍曼不动杆菌、铜绿假单胞菌、肺炎克雷伯菌和大肠埃希菌。其中,鲍曼不动杆菌占比最高,为 16.2%~35.8%;其次为铜绿假单胞菌,占比为 16.9%~22%;再次为肺炎克雷伯菌,占比为 8.3%~15.4%。二级医院鲍曼不动杆菌和铜绿假单胞菌的比例略低于三级医院,而肺炎克雷伯菌比例高于三级医院。65 岁及以上患者是 HAP 的主要群体,占比约 70%,其中铜绿假单胞菌比例高,鲍曼不动杆菌比例稍低。我国 VAP 患者主要见于 ICU。VAP 病原谱与 HAP 略有不同,其中鲍曼不动杆菌分离率比例高达 35.7%~50.0%,其次为铜绿假单胞菌。

## 二、常见革兰氏阴性菌及其耐药性

### (一)常见耐药革兰氏阴性菌及其检出率

导致 HAP/VAP 常见的耐药革兰氏阴性细菌包括 CRAB、CRPA、产 ESBL 肠杆菌目细菌、CRE 等。全国多中心耐药监测网 CARES 有关 HAP/VAP 的耐药性数据显示,MDR 鲍曼不动杆菌呈逐年上升的趋势,而 MDR 铜绿假单胞菌呈逐年下降的趋势。除了 CRE(VAP 为 0.7%,HAP 为 1.9%)外,VAP 中其他 MDR 细菌的检出率通常高于 HAP:① CRAB(VAP 为 63.9%,HAP 为 59.8%);② CRPA(VAP 为 41.0%,HAP 为 33.4%);③产 ESBL 大肠埃希菌(VAP 为 64.7%,HAP 为 57.3%);④产 ESBL 肺炎克雷伯菌(VAP 为 47.4%,HAP 为 32.4%);⑤ MRSA(VAP 为 85.7%,HAP 为 74.3%)。CRE 呈上升趋势,尤其以肺炎克雷伯菌为著。2018 年 CARSS 数据显示,来源于我国呼吸科下呼吸道标本中分离的 CRKP 比例达 5.2%,CRAB 比例达 53.5%;上述耐药菌在三级医院高于二级医院,呼吸重症监护病房(RICU)高于普通病房;但产 ESBL 肠杆菌目细菌的发生率二级医院比三级医院更高,以产 ESBL 的大肠埃希菌最为明显。

### (二)常见革兰氏阴性菌的耐药性及变迁

1. 肠杆菌目细菌 最常见的是肺炎克雷伯菌、大肠埃希菌。2018 年我国 13 所教学医院监测数据显示,大肠埃希菌对第三代头孢菌素的耐药率分别为头孢曲松 61.5%(155/252)和头孢噻肟 60.7%(153/252);肺炎克雷伯菌对第三代头孢菌素的耐药率分别为头孢曲松 56.3%(125/222)和头孢噻肟 57.7%(128/222);大肠埃希菌和肺炎克雷伯菌 ESBL 检测阳性率分别为 50.4%（127/252）和 18.0%（40/222），且全部 ESBL 阳性菌株对亚胺培南和美罗培南的敏感率均高于 95%。碳青霉烯耐药的大肠埃希菌和肺炎克雷伯菌的发生率分别为 2.8%（7/252）和 20.3%（45/222）;67 株 CRE 中 45 株为丝氨酸型碳青霉烯酶,20 株为金属酶。所有肠杆菌目细菌目前对替加环素、多黏菌素、阿米卡星仍保持较低的耐药率,分别为 2.1%、4.1%~4.3% 和 7.8%。

2. 非发酵糖革兰氏阴性菌 2018 年我国 13 所教学医院监测数据显示,铜绿假单胞菌对美罗培南和亚胺培南的敏感率分别为 73.2% 和 66.0%;鲍曼不动杆菌对黏菌素的敏感率最高（100%）,其次是替加环素（87.1%）。

## 三、诊断及耐药菌感染的危险因素

耐药革兰氏阴性菌引发下呼吸道感染的临床表现包括发热、呼吸困难、胸痛、咳嗽、咯痰、低氧血症和白细胞增多等,临床表现及病情严重程度不同,可从单一的典型肺炎到快速进展的重症肺炎伴脓毒症、感染性休克。尤其 HAP/VAP 目前尚无临床诊断的"金标准"。肺炎相关的临床表现满足的条件越多,临床诊断的准确性越高。胸部 X 线或 CT 显示新出现或进展性的浸润影、实变影或磨玻璃影,加上下列 3 种临床症候中的 2 种或 2 种以上,可建立临床诊断:①发热,体温 >38℃;②脓性气道分泌物;③外周血白细胞计数 >10 × $10^9$/L 或 <4 × $10^9$/L。影像学是诊断 HAP/VAP 的重要基本手段,应常规行 X 线胸片,尽可能行胸部 CT 检查。对于危重症或无法行胸部 CT 的患者,有条件的医疗机构可考虑床旁肺超声检查。HAP/VAP 的临床表现和影像学缺乏特异性,需要与住院后发生的其他发热伴肺部阴影疾病相鉴别,包括感染性和非感染性疾病。

引起耐药革兰氏阴性菌下呼吸道感染的危险因素包括:①近90日内静脉抗菌药物使用;②住院5日以上发生的感染;③反复或长期住院;④病情危重、合并急性呼吸窘迫综合征(acute respiratry distress syndrme,ARDS)或感染性休克;⑤当地医疗机构耐药革兰氏阴性杆菌检出率高;⑥存在耐药革兰氏阴性菌定植或感染病史;⑦入住ICU、留置导管(尿路导管、中心静脉导管、鼻胃管等)、机械通气、CRRT;⑧免疫抑制治疗、接受糖皮质激素治疗或免疫功能障碍;⑨存在结构性肺病或重度肺功能减退。

铜绿假单胞菌下呼吸道感染危险因素常见于:①皮肤黏膜屏障发生破坏,如气管插管、机械通气、严重烧伤、留置中心静脉导管或胃管;②免疫功能低下,如中性粒细胞缺乏、实体肿瘤放化疗、糖皮质激素治疗及获得性免疫缺陷综合征(acquired immunodeficiency syndrome,AIDS);③慢性结构性肺疾病,如支气管扩张症、慢性阻塞性肺疾病(简称慢阻肺)、肺囊性纤维化;④长期住院,尤其是长期住ICU;⑤曾经长期使用第三代头孢菌素、碳青霉烯类或者含酶抑制剂复方制剂等抗菌药物,致菌群失调。

当患者存在这些危险因素时,如再与已感染铜绿假单胞菌的患者处于同一病房,或工作人员疏于环境和手部清洁,或不合理使用抗菌药物等,则发生铜绿假单胞菌、甚至MDR铜绿假单胞菌下呼吸道感染的机会显著增加。慢阻肺是最常见的容易发生铜绿假单胞菌感染的基础疾病,尤其因病情加重需要住ICU和机械通气的患者。当慢阻肺急性加重患者出现以下4项中的2项时应考虑铜绿假单胞菌感染的可能:①近期住院史;②有经常(>4个疗程/年)或近期(近3个月内)抗菌药物应用史;③病情严重(FEV1<30%预计值);④使

用糖皮质激素(近 2 周服用泼尼松龙 >10mg/d)。

产 ESBL 细菌下呼吸道感染的主要危险因素包括：①近 90 日第三代头孢菌素的使用；②留置导管(包括中心静脉或动脉置管、经皮胃或空肠造瘘管、导尿管等)；③存在结石或梗阻(如胆道、泌尿道)；④既往曾有产 ESBL 细菌感染或定植；⑤反复住院(包括护理中心)；⑥曾入住 ICU；⑦老年人；⑧基础疾病(糖尿病、免疫功能低下等)；⑨呼吸机辅助通气等。

鲍曼不动杆菌导致的下呼吸道感染主要发生在 ICU 病房，尤其接受机械通气、侵入性操作以及基础疾病严重的危重患者，常伴有其他细菌和 / 或真菌感染。长时间住院、广谱抗菌药物暴露、糖皮质激素和免疫抑制剂，以及既往呼吸道或皮肤有鲍曼不动杆菌定植也是鲍曼不动杆菌下呼吸道感染的危险因素。

CRE 感染的危险因素包括：①既往 CRE 定植或感染；②近 90 日内使用过碳青霉烯类药物；③高龄；④病情危重。

下呼吸道感染病原学诊断十分困难，目前的金标准是细菌培养阳性，但临床上有 30%~50% 的患者无法分离到可能的致病微生物。检测耐药革兰氏阴性菌下呼吸道感染患者的病原菌需要注意的事项：除呼吸道标本外进行常规血培养 2 次；呼吸道分泌物尽量进行定量或半定量细菌培养。机械通气患者的痰标本病原学检查存在的问题不是假阴性，而是假阳性，培养结果意义的判断需参考细菌浓度及患者的临床表现。为减少上呼吸道菌群污染，应尽可能采用侵袭性下呼吸道防污染采样技术。近年来，分子诊断技术(PCR 和 mNGS)的进步，为病原学的诊断提供了有利的武器，但结果的解释需谨慎，必须密切结合临床。

当呼吸道标本耐药革兰氏阴性菌培养阳性时，应结合临床情况进行仔细分析。建议综合评估以下三方面来判定。

（1）患者因素：如果患者无与肺炎相关的临床表现及实验室依据，或存在其他可解释的疾病，气道分泌物检出病原菌很可能为定植或污染。

（2）细菌因素：由于痰标本极易受口咽部细菌影响为非无菌体液标本，判断感染与定植绝非简单。采集痰标本时，应充分告知患者留样方法和要求、必要时采用气管镜下防污染毛刷采样，尽量提高痰标本质量。临床微生物实验室要严格把握痰标本的质量，痰标本接种前应进行革兰氏染色镜检，判断痰标本是否合格以排除污染菌。如果条件允许，呼吸道标本的半定量、定量细菌培养能够为临床提供重要的帮助。

（3）抗菌药物因素：若应用针对性抗菌药物之后临床症状减轻，同时感染部位目标性细菌数减少则为病原菌，仅有数量减少而临床症状没有改变则最大可能为定植菌。也可结合 CRP（C-reactive protein，C-反应蛋白）或 PCT（procalcitonin，降钙素原）来区分定植菌和致病菌。此外，随访也很关键，如经过治疗，患者临床症状改善，但持续分离到某菌，那么该菌就是定植。

## 四、治疗

### （一）耐药革兰氏阴性菌下呼吸道感染的经验治疗

耐药革兰氏阴性菌下呼吸道感染的初始经验性治疗应根据患者的病情严重程度、所在医疗机构常见的病原菌、耐药情况及患者耐药危险因素等选择恰当的药物，同时也应兼顾患者的临床特征、基础疾病、器官功能状态、药物的 PK/PD 特性、既往用药情况和药物过敏史等相关因素选择抗菌药物。经验性治疗方案应尽量依据所在医院的 HAP/VAP 病原谱及药敏试验结果制订。对于具有耐药革兰氏阴性菌感染危险因素且死亡风险较高的 HAP/VAP 患者,建议联合使用两种不同类别的抗菌药物;对于非危重 HAP/VAP 患者经验性治疗时可只使用一种抗菌药物。

耐药革兰氏阴性菌下呼吸道感染的治疗各有特点。在肺组织浓度较低的抗菌药物如氨基糖苷类不能作为肺部感染治疗的单药选择。替加环素和多黏菌素受其在肺组织浓度的影响,单药治疗 HAP/VAP 效果并不理想,对严重感染患者需要采取联合治疗,增加剂量、延长给药时间,多黏菌素甚至可以静脉和雾化吸入同时多途径给药。

耐药革兰氏阴性菌下呼吸道感染常见于患有多种基础疾病的老年患者,选择抗菌药物时需要考虑到老年人的生理变化导致抗菌药物 PK/PD 的改变,治疗基础疾病的药物和抗菌药物的相互作用,以及已存在或潜在脏器功能损害,如心功能不全的老年患者避免选择需要较大液体量进行静脉滴注的抗生素药物,如有肝、肾功能损害需避免选择具有肝肾毒性的药物;避免不适当的延长疗程,以减少药物不良反应和细菌耐药的发生。密切观察治疗反应,必要时进行抗菌药物的 TDM,及时调整给药方案。

**(二)耐药革兰氏阴性菌下呼吸道感染的病原治疗**

病原治疗即目标性(针对性)抗感染治疗,是针对已经明确的感染病原菌,参照体外药敏试验结果,制订相应的抗菌药物治疗方案(窄谱或广谱、单一或联合用药)。HAP/VAP 常出现 XDR 或 PDR 菌感染,应以早期、足量、联合为原则使用抗菌药物,并应根据具体的最低抑菌浓度(MIC)值及 PK/PD 理论,推算出不同患者的具体给药剂量、给药方式及频次等,以优化抗菌治疗效能。

1. 肠杆菌目细菌　产 ESBL 肠杆菌目细菌大部分仅需单药治疗,仅少数严重感染需要联合用药。轻症感染推荐头霉素类(头孢西丁、头孢美唑、头孢米诺),氧头孢烯类(拉氧头孢、氟氧头孢),β- 内酰胺酶抑制剂复方制剂(哌拉西林 - 他唑巴坦、头孢哌酮 - 舒巴坦);中重度感染推荐碳青霉烯类(亚胺培南、美罗培南、厄他培南、比阿培南),或联合治疗方案(碳青霉烯类 + 喹诺酮类或氨基糖苷类、β- 内酰胺酶抑制剂复方制剂 + 喹诺酮类或氨基糖苷类)。对碳青霉烯类耐药时推荐碳青霉烯类 + 多黏菌素或替加环素,碳青霉烯类 + 多黏菌素 + 替加环素,替加环素 + 氨基糖苷类或磷霉素,多黏菌素 + 替加环素或磷霉素,氨基糖苷类 + 磷霉素或氨曲南,头孢他啶 - 阿维巴坦。

2. 铜绿假单胞菌　抗铜绿假单胞菌推荐 β- 内酰胺类 + 氨基糖苷类或氟喹诺酮类或磷霉素,氨基糖苷类 + 环丙沙星或左氧氟沙星。碳青霉烯类耐药时推荐多黏菌素 +β- 内酰胺类或环丙沙星或磷霉素或碳青霉烯类,β- 内酰胺类 + 氨基糖苷类或磷霉素,氨基糖苷类 + 环丙沙星或左氧氟沙星,头孢他啶 - 阿维巴坦。严重感染时可增加剂量、延长滴注时间或持续滴注。

3. 鲍曼不动杆菌　推荐采用联合方案,舒巴坦及其复方制剂 + 多黏菌素或替加环素或多西环素或碳青霉烯类,多黏菌素 + 碳青霉烯类,替加环素 + 碳青霉烯类或多黏菌素,舒巴坦及其合剂 + 多西环素 + 碳青霉烯类,舒巴坦及其复方制剂 + 替加环素 + 碳青霉烯类,亚胺培南 - 西司他丁 + 利福平 + 多黏菌素或妥布霉素。

（三）雾化吸入抗菌药物治疗

在同时符合以下情况时,可尝试在全身抗菌治疗的基础上联合吸入性抗菌药物治疗:① HAP/VAP 是由 MDR 肺炎克雷伯菌、铜绿假单胞菌、鲍曼不动杆菌等所致;②单纯全身用药肺炎部位药物分布不足,疗效不佳;③选择的拟吸入的抗菌药物对致病菌敏感。可用于吸入的抗菌药物主要为氨基糖苷类(包括妥布霉素和阿米卡星)和多黏菌素类。常用雾化吸入的剂量为:多黏菌素 E 甲磺酸盐 30~60mg 基质(CBA,相当于 100 万~200 万 U),溶于 2~4ml 生理盐水中,2~3 次 /d;硫酸多黏菌素 B 25~50mg,溶于 2~4ml 生理盐水或葡萄糖溶液中,2 次 /d。阿米卡星 400mg,2 次 /d,或 25mg/kg,1 次 /d;妥布霉素推荐 300mg,1 次 /12h。药物(尤其是多黏菌素 E)应现用现配。疗程为 7~14 日或至脱机。

对于机械通气患者,应使用合适的雾化装置,根据患者的病理生理特点设置适当的吸氧浓度和通气模式。吸入治疗的局部不良反应主要为诱发气道痉挛,可表现为咳嗽、喘息和呼吸困难。雾化过程中需监测呼吸道症状和氧饱和度。如发生气道痉挛,轻度可停止雾化,并给予支气管舒张剂,缓解后再进行雾化;如持续或严重,应停用该药物吸入治疗。雾化氨基糖苷类和多黏菌素吸入患者应监测肾功能,有条件时可监测血药浓度。如为机械通气患者,尚需监测:①气道峰压,如升高,可能是滤器堵塞或气道痉挛所致;②患者精神状态,低剂量镇静剂可减轻人机对抗,在雾化结束后应及时停药。

### (四)疗程

HAP/VAP 抗感染疗程一般为 7 日或以上。经验治疗 48~72 小时应进行疗效评估。疗效判断需结合患者的临床症状和体征、影像学改变、感染标志物、实验室检查等综合判断。如获得明确的病原学结果后,应尽早转为目标治疗或降阶梯治疗(由联合治疗转为单药治疗,或由广谱抗菌药物转为窄谱抗菌药物)。如治疗无效且病原学不明,需进一步进行病原学检查,并重新评估病原学,调整治疗药物。抗感染治疗的疗程:需结合患者感染的严重程度、致病菌种类和耐药性及临床疗效等因素做出决定。如果初始经验性抗感染治疗恰当,单一致病菌感染,对治疗的临床反应好,无肺气肿、囊性纤维化、空洞、坏死性肺炎和肺脓肿且免疫功能正常者,疗程为7~8日。对于初始抗感染治疗疗效不佳、病情危重、XDR 或 PDR 菌感染、肺脓肿或坏死性肺炎者,应酌情延长疗程。抗菌药物治疗的停药指征:根据患者的临床症状和体征、影像学和实验室检查(特别是 PCT)等结果决定停药时机。

## ▶ 参考文献

[1] 中华医学会呼吸病学分会感染学组.中国成人医院获得性肺炎与呼吸机相关性肺炎诊断和治疗指南(2018 年版).中华结核和呼吸杂志,2018,41(4):255-280.

[2] KALIL AC,METERSKY ML,KLOMPAS M,et al. Management of adults with hospital-acquired and ventilated associated pneumonia:2016 practice guidelines by the infectious diseases society of American and the American thoracic society. Clin Infect Dis,2016,63(5):e61-e111.

[3] TORRES A,NIEDERMAN MS,CHASTRE J,et al. International ERS/ESICM/ESCMID/ALAT guidelines for the management of hospital-acquired pneumonia and ventilator-associated pneumonia. Eur Respir J,2017,50(3):1700582.

[4] MIKASA K,AOKI N,AOKI Y,et al. JAID/JSC Guidelines for the Treatment of Respiratory Infectious Diseases:The Japanese Association for Infectious Diseases/Japanese Society of Chemotherapy-The JAID/JSC Guide to Clinical Management of Infectious Disease/Guideline-preparing Committee Respiratory

Infectious Disease WG. J Infect Chemother,2016,22(7):S1-S65.

[ 5 ] ENNE VI,PERSONNE Y,GRGIC L,et al. Aetiology of hospital-acquired pneumonia and trends in antimicrobial resistance. Curr Opin Pulm Med,2014,20(3):252-258.

[ 6 ] 中华医学会呼吸病分会感染学组 . 铜绿假单胞菌下呼吸道感染诊治专家共识 . 中华结核和呼吸杂志,2014,37(1):9-15.

[ 7 ] TZOUVELEKIS LS,MARKOGIANNAKIS A,PIPERAKI E,et al. Treating infections caused by carbapenemase-producing Enterobacteriaceae. Clin Microbiol Infect,2014,20(9):862-872.

[ 8 ] CUSTOVIC A,SMAJLOVIC J,HADZIC S,et al. Epidemiological surveillance of bacterial nosocomial infections in the surgical intensive care unit. Materia Socio Medica,2014,26(1):7-11.

[ 9 ] BRAGA IA,PIRETT CC,RIBAS RM,et al. Bacterial colonization of pressure ulcers:assessment of risk for bloodstream infection and impact on patient outcomes. J Hosp Infect,2013,83(4):314-320.

[ 10 ] 李耘,吕媛,薛峰,等 . 卫生部全国细菌耐药监测网(Mohnarin)2011—2012 年革兰(氏)阴性菌耐药监测报告 . 中国临床药理学杂志,2014,30(3):260-277.

[ 11 ] NING F,SHEN Y,CHEN X,et al. A combination regimen of meropenem,cefoperazone-sulbactam and minocycline for extensive burns with pan-drug resistant Acinetobacter baumannii infection. Chin Med J(Engl),2014,127(6):1177-1179.

（施　毅　瞿介明　陈佰义）

# 第三节 血 流 感 染

## 一、概述

血流感染是指具有感染全身表现的患者血培养阳性，可以继发于确定的感染部位，也可以是原发血流感染即没有明确的感染来源。血流感染（bloodstream infection，BSI）包括导管相关性血流感染（catheter-related bloodstream infection，CRBSI）在重症患者中有较高的发病率及病死率，虽然循证依据层出不穷、诊断技术不断进步、治疗手段日渐成熟，但是全球范围内 BSI 患者的病死率仍居高不下。随着世界各国全面迈进老龄化社会，侵入性操作的增加、广谱抗生素的广泛应用、生命支持手段的丰富等因素，BSI 中革兰氏阴性菌的检出率已明显高于革兰氏阳性菌。近年，有学者将所有对 β-内酰胺类和氟喹诺酮类抗菌药物非敏感的革兰氏阴性菌并称为难治性耐药革兰氏阴性菌（DTR GNB）。来自 24 个国家的队列研究 EUROBACT 显示，ICU 中医源获得性血流感染患者的 28 天死亡率高达 36%。而 DTR GNB 相关的血流感染死亡率可高达 50.3%。近年来多项大型 RCT 研究结果显示血流感染的发生占脓毒性休克的 29.5%~39.8%，同时约占 ICU 内感染的 20%，CRBSI 占 4.1%。在不同国家和地区、不同的医疗资源和医疗条件下，BSI 和 CRBSI 的发生率和病死率有较大的差异。欧洲跨国多中心临床数据显示 CRBSI 发生率约为 1.12~4.2 例 / 千导管日，而发展中国家的数据约为 3.8~16 例 / 千导管日。

## 二、常见革兰氏阴性菌及其耐药性

革兰氏阳性菌尤其是凝固酶阴性的葡萄球菌曾经在 BSI 和 CRBSI 发生中有较高的检出率,然而近年来广谱抗生素的广泛应用等因素改变了 BSI 和 CRBSI 的病原谱。2010 年后全球各大多中心研究数据均显示血流感染检出以革兰氏阴性菌为主,甚至高达 58.5%,虽然地区间病原微生物流行情况千差万别,但总体来说,产 ESBL 肠杆菌、产碳青霉烯酶肠杆菌、多重耐药的铜绿假单胞菌/鲍曼不动杆菌的诊治与防控难度仍不断升级,形势极为严峻。根据世界卫生组织(World Health Organization,WHO)2019 年全球耐药监测数据显示,碳青霉烯类耐药肺炎克雷伯菌(CRKP)检出率可高达 54%,碳青霉烯类耐药鲍曼不动杆菌(CRAB)检出率可达 72%,多重耐药的铜绿假单胞菌(MDR-PA)检出率最高达到 43%。

近年来,我国血流感染也以革兰氏阴性菌为主,CHINET(2019 年)对三级医院的监测结果显示:分离血液标本来源的菌株 37 671 株,前五位分离菌为大肠埃希菌(21.9%)、肺炎克雷伯菌(15.42%)、表皮葡萄球菌(9.81%)、金黄色葡萄球菌(7.44%)和人葡萄球菌(6.62%),其中革兰氏阴性菌 48.74%、革兰氏阳性菌 37.24%。产 ESBL 大肠埃希菌和肺炎克雷伯菌检出率分别达 56.2% 和 47.2%;肺炎克雷伯菌对碳青霉烯类的耐药率为 25.3%,铜绿假单胞菌和鲍曼不动杆菌对亚胺培南的耐药率分别为 27.5% 和 73.6%。

ICU 获得性血流感染中革兰氏阴性病原菌依次为鲍曼不动杆菌、肺炎克雷伯菌;ICU 中 CRBSI 为鲍曼不动杆菌、肺炎克雷伯菌、铜绿假单胞菌、大肠埃希菌。肠杆菌目细菌及非发酵菌耐药现象普遍。

### 三、诊断及耐药菌感染的危险因素

血流感染缺乏特异的临床表现,多可出现各器官、系统感染的症状和体征,部分患者无感染征象而出现中毒性休克等症状,所以迅速做出血流感染的诊断存在一定的困难。病原学诊断是血流感染诊断的金标准,血培养应注意以下事项:①血培养标本采集应在患者发热初期,在使用抗菌药物之前采集,只有这样才能得到较高的阳性率;②因大多数菌血症发作是间歇性的,往往需要反复进行多次血培养;③采血量一般为培养基的 1/10~1/5,采血过程中严格无菌操作,避免污染;④常规使用普通需氧、厌氧培养瓶,已使用抗菌药的患者用活性炭的需氧、厌氧培养瓶;⑤实验室根据标本来源和可能存在的病原体确定选用各种分离培养基及孵育环境,以提高细菌检验的准确性。

美国疾控中心(Centers for Disease Control,CDC)曾经在医院感染诊断标准中提出过"临床脓毒症"而后又将其删除,是从监测定义的角度考量。在临床实践中应该保留临床脓毒症的概念,否则就无从谈及血流感染的经验治疗。

革兰氏阴性菌血流感染常发生于解剖屏障和生理屏障破坏的高危患者。

1. 解剖屏障破坏

(1)尿路感染:多见于使用膀胱镜检查或长期留置导尿管后的患者,凡是有导致尿路黏膜出现损伤的因素,革兰氏阴性菌即可侵入血流导致血流感染的发生,如钬激光碎石后。

(2)血管源性感染:最多见的是留置深静脉导管,近年来发现重症患者的留置动脉导管、血液净化导管及体外膜肺氧合(extracorporeal membrane oxygenation,

ECMO)插管等均是导致血流感染的重要原因。由于血管屏障的破坏,加之对留置导管过多的操作,污染机会较多,容易发生革兰氏阴性菌血流感染;静脉注射药物成瘾患者也容易出现革兰氏阴性菌血流感染。

(3)腹腔感染:引流不畅的外科感染(包括梗阻性化脓性胆管炎、重症胰腺炎、胰腺假性囊肿感染等)容易发生血流感染。

(4)胃肠道急性感染导致肠黏膜屏障破坏的患者、胃肠功能衰竭长期依赖肠外营养患者、长期使用广谱抗生素出现严重肠道菌群失调的患者容易出现革兰氏阴性菌血流感染。

(5)有研究显示长期机械通气患者较非机械通气患者革兰氏阴性菌血流感染的发生率更高。

2. 免疫屏障破坏　大量使用细胞毒性药物、激素及免疫抑制剂的患者(如器官移植、血液系统疾病或恶性肿瘤患者)亦是革兰氏阴性菌血流感染发生的高危因素。

耐药革兰氏阴性菌血流感染的危险因素包括:①发病前90日内应用过广谱抗生素;②住院时间大于5日;③病情严重、营养状况低下并依赖肠外营养、使用糖皮质激素和免疫抑制剂;④人工气道的建立与机械通气、各种介入操作等。

## 四、治疗

### (一)血流感染治疗原则

1. 在给予抗菌药物之前应尽可能留取血液标本送检,进行病原菌的药敏试验,作为调整用药的依据,有明确感染灶的应在诊断后12小时内清除和引流病灶,并采集病变部位标本作细菌培养及药敏试验。

2. 给药时机　一旦怀疑有血流感染,必须在诊断后的 1 小时内给予抗菌药物。2006 年加拿大和美国的多中心临床研究显示合并低血压患者每延迟 1 小时给药,病死率增加 7.6%。

3. CRBSI 应在第一时间尽可能拔除血流导管,如因治疗需要不能缺少中心静脉导管,则应选择另外位置重置中心静脉导管,注意复查血培养,每 5~7 日需更换位置重置导管。

4. 初始治疗正确　血流感染患者较易发生感染性休克和多器官功能障碍综合征,初始治疗正确能降低上述并发症的发生,所谓初始治疗正确包括选择敏感抗生素覆盖可疑致病菌、给药途径正确(通常选择静脉给药)以及给药剂量足够等。如果患者存在高肌酐清除率,则应加大给药剂量,包括增加给药次数或首剂给予负荷剂量等。

5. 初始治疗充分　即根据药物的 PK/PD 选择最佳方案。众所周知,体外敏感不一定代表临床治疗成功。既要关注血流感染患者病理生理改变导致的低抗生素暴露,又要关注细菌对抗生素敏感性下降导致的低抗生素暴露。前者包括分布容积增加、严重低白蛋白血症、肾脏功能亢进等;后者是指细菌不同敏感性(MIC)对药物剂量的不同要求甚至给药方式的改变如延长输注时间等。血流感染患者要选择表观分布容积低的药物,才能保证有足够的血药浓度,通常血药浓度在 4×MIC 以上才有满意的疗效。碳青霉烯类、黏菌素类、氨基糖苷类、糖肽类和酯肽类等抗生素有较小的分布容积,因而有较高的血药浓度;而噁唑烷酮类、甘酰氨环素类等组织穿透率高,分布容积大,血药浓度较低。

6. 联合用药　联合用药可增加 MDR、XDR 和PDR 细菌感染的临床治愈率,提高重症感染患者的存活率。

7. 疗程　根据血流感染的类型和治疗反应,通常血流感染包括 CRBSI 疗程为 2 周。如果存在下列情况,治疗时间在 4~6 周:①存在心内膜炎或血栓性静脉炎;②血管内存在人工植入物;③初始治疗后 2~4 日血培养仍阳性;④存在血源性迁移灶;⑤停药后 72 小时内复发的血流感染。如果血培养持续阳性,则疗程应延长。

### (二) 耐药革兰氏阴性菌血流感染的经验治疗

经验性抗感染治疗抗菌药物的选择取决于对病原体及其耐药的评估,结合病情严重性做出临床决策。基于感染部位推定病原体是治疗继发血流感染的最重要方法,如通过胆管、泌尿系统入侵者以肠杆菌目细菌多见。不同地区不同医院获得性感染病原菌分布及其耐药性不同,应根据本地微生物耐药情况选用合适的抗菌药。对于考虑 MDR 革兰氏阴性菌血流感染的重症患者应该首选碳青霉烯类,而对于非重症也可以考虑其他广谱抗菌药物如酶抑制剂复方制剂等。耐药革兰氏阴性菌血流感染多为医院获得性,尤其是 ICU 获得性。我国 ICU 血流感染和 CRBSI 革兰氏阴性菌中以鲍曼不动杆菌和肺炎克雷伯菌最常见,其次为铜绿假单胞菌、大肠埃希菌,且多为 MDR 甚至 XDR 菌株,因此,经验性抗菌药物选择须覆盖非发酵菌和肠杆菌目细菌。如果考虑 XDR 细菌感染则考虑多黏菌素为基础的联合、舒巴坦为基础的联合、替加环素为基础的联合以及头孢他啶 - 阿维巴坦等新型酶抑制剂复方制剂。

同时,由于早期精确的经验性用药对于血流感染极为关键,随着精准化医疗的发展和床旁检测工具的日益完善,已有越来越多的单位开展早期微生物诊断措施(如分子探针、PCR 检测、酶学试剂盒、二代测序等),以尽快明确是否存在感染,判断耐药情况,定位治疗方向。是否能尽快启动抗感染治疗是决定救治成功与否的关键。

### (三)耐药革兰氏阴性菌血流感染的病原治疗

详见第四章"耐药革兰氏阴性菌感染的病原治疗"。

▶ **参考文献**

[1] LAUPLAND K B,PASQUILL K,PARFITT E C,et al. Burden of community-onset bloodstream infections,Western Interior, British Columbia,Canada. Epidemiology & Infection,2016, 144(11):2440-2446.

[2] KADRI SS,ADJEMIAN J,LAI YL,et al. Difficult-to-Treat Resistance in Gram-negative Bacteremia at 173 US Hospitals: Retrospective Cohort Analysis of Prevalence,Predictors,and Outcome of Resistance to All First-line Agents. Clin Infect Dis, 2018,67(12),1803-1814.

[3] BASSETTI M,VENA A,SEPULCRI C,et al. Treatment of Bloodstream Infections Due to Gram-Negative Bacteria with Difficult-to-Treat Resistance. Antibiotics(Basel,Switzerland), 2020,9(9):632.

[4] 汪海芹,区秀丽,高明珠,等.ICU 中心静脉导管相关血流感染的目标监测与护理.中外健康文摘,2013(21):305-307.

[5] TABAH A,KOULENTI D,LAUPLAND K,et al. Characteristics and determinants of outcome of hospital-acquired bloodstream infections in intensive care units:the EUROBACT International Cohort Study. Intensive Care Med. 2012 Dec;38(12):1930-1945.

[6] HUH K,CHUNG DR,HA YE,et al. Impact of Difficult-to-

Treat Resistance in Gram-negative Bacteremia on Mortality: Retrospective Analysis of Nationwide Surveillance Data. Clinical Infectious Diseases,2020 Dec 3,71(9):e487-e496.

[7] TACCONELLI E,SMITH G,HIEKE K,et al. Epidemiology, medical outcomes and costs of catheter-related bloodstream infections in intensive care units of four European countries: literature- and registry-based estimates. J Hosp Infect. 2009 Jun;72(2):97-103.

[8] MERMEL LA,ALLON M,BOUZAE,et al. Clinical practice guidelines for the diagnosis and management of intravascular catheter-related infection:2009 Update by the Infectious Diseases Society of America. Clin Infect Dis,2009,49(1):1-45.

[9] 陈佰义,何礼贤,胡必杰,等.中国鲍曼不动杆菌感染诊治与防控专家共识.中华医学杂志,2012,92(2):76-85.

[10] 中华医学会呼吸病分会感染学组.铜绿假单胞菌下呼吸道感染诊治专家共识.中华结核和呼吸杂志,2014,37(1):9-15.

[11] ISTA E,VAN DER HOVEN B,KORNELISSE RF,et al. Effectiveness of insertion and maintenance bundles to prevent central-line-associated bloodstream infections in critically ill patients of all ages:a systematic review and meta-analysis. Lancet Infect Dis,2016,16(6),724-734.

[12] TIMSIT JF,RUPPÉ E,BARBIER F,et al. Bloodstream infections in critically ill patients:an expert statement. Intensive Care Medicine,2020,46(2),266-284.

[13] CHENG S,XU S,GUO J,et al. Risk Factors of Central Venous Catheter-Related Bloodstream Infection for Continuous Renal Replacement Therapy in Kidney Intensive Care Unit Patients. Blood Purif,2019,48(2):175-182.

[14] GRASSELLI G,SCARAVILLI V,DI BELLA S,et al.

Nosocomial Infections During Extracorporeal Membrane Oxygenation：Incidence，Etiology，and Impact on Patients' Outcome. Crit Care Med，2017 Oct，45（10）：1726-1733.

［15］WOERTHER PL，LEPEULE R，BURDET C，et al. Carbapenems and alternative β-lactams for the treatment of infections due to extended-spectrum β-lactamase-producing Enterobacteriaceae：What impact on intestinal colonisation resistance？ Int J Antimicrob Agents，2018 Dec，52（6）：762-770.

［16］VAN DUIN D，ARIAS CA，KOMAROW L，et al. Molecular and clinical epidemiology of carbapenem-resistant Enterobacterales in the USA（CRACKLE-2）：a prospective cohort study. Lancet Infect Dis，2020 Jun，20（6）：731-741.

［17］CHENG MP，STENSTROM R，PAQUETTE K，et al. Blood Culture Results Before and After Antimicrobial Administration in Patients With Severe Manifestations of Sepsis：A Diagnostic Study. Ann Intern Med，2019，171（8）：547-554.

（陈德昌　陈佰义　刘正印）

# 第四节　腹 腔 感 染

## 一、概述

　　腹腔感染主要包括腹膜炎、腹腔脏器感染和腹腔脓肿，通常为肠杆菌目、肠球菌属和厌氧菌等细菌的混合感染。根据感染发生的地点，可以分为社区获得性腹腔感染和医院获得性腹腔感染。社区获得性腹腔感染病原菌多为革兰氏阴性菌、拟杆菌属等厌氧菌，耐药性较低;医院获得性腹腔感染多为耐药革兰氏阴性菌、肠球菌或条件致病菌,常为多重耐药。腹腔感染革兰氏阴性菌对常用抗菌药物耐药性近年来明显上升,产ESBL肠杆菌目细菌比例较高。腹腔感染特别是严重腹腔感染病死率较高,严重威胁人类健康。统计数据显示,伴有消化道出血的腹腔感染患者病死率可高达67%,合并血流感染的腹腔感染患者的病死率可高达70%以上。

## 二、常见革兰氏阴性菌及其耐药性

肠杆菌目细菌是腹腔感染的主要病原菌,其分离率在革兰氏阴性菌导致的腹腔感染中超过70%,主要为大肠埃希菌和肺炎克雷伯菌;非发酵糖细菌约占20%,主要为铜绿假单胞菌、鲍曼不动杆菌和嗜麦芽窄食单胞菌。

近年来,腹腔感染革兰氏阴性菌对常用抗菌药物耐药严重,亚太地区尤其是我国的耐药形势严峻。根据2016—2017年的中国抗菌药物耐药趋势监测研究(SMART)的数据,腹腔感染标本中ESBL阳性大肠埃希菌的比例为49.8%,ESBL阳性肺炎克雷伯菌为21.8%。约20%产ESBL的肠杆菌目细菌同时产AmpC和β-内酰胺酶,10%左右同时产碳青霉烯酶。碳青霉烯类耐药肠杆菌目细菌(CRE)已经成为世界范围内的医疗负担,具有分离率高、耐药性高、治疗失败率高和病死率高的特征。中国SMART研究的数据显示,大肠埃希菌、肺炎克雷伯菌对亚胺培南、厄他培南的敏感性逐年下降,CRE的发生率值得持续关注。

铜绿假单胞菌是最常见的非发酵糖细菌,其次为鲍曼不动杆菌,两者在腹腔感染致病菌中检出率依次为9.2%、4.2%,嗜麦芽窄食单胞菌等其他非发酵糖菌占 2.3%。2003 年以前,亚胺培南、美罗培南等碳青霉烯类是针对铜绿假单胞菌和鲍曼不动杆菌最有效的抗生素,但是近年来这两类细菌的耐药性逐年上升。尤其是鲍曼不动杆菌,对常用抗菌药物耐药性很严重,广泛耐药菌株比例上升,2021 年中国细菌耐药监测网(CHINET)公布的数据显示高达 65.6% 的不动杆菌属对亚胺培南耐药,66.5% 的菌株对美罗培南耐药对碳青霉烯类敏感的铜绿假单胞菌在中国低于 80%。

## 三、诊断及耐药菌感染的危险因素

腹腔感染的临床诊断需根据典型的临床症状、体征、诱发因素和实验室检查、影像学(B 超、腹部 CT)、细菌培养等多种检查结果综合判断。常见的临床症状包括腹膜刺激征、发热、炎症相关指标升高等。需要指出的是,老年人及免疫功能低下患者可无腹膜刺激征。

病原学的诊断依赖于腹腔渗出液或脓液培养分离的病原菌。革兰氏染色涂片是一种快速、准确鉴别致病菌的方法。对于腹腔感染的高危患者,应常规留取腹腔感染部位标本进行培养。留取标本量至少 1ml 液体或 1g 组织,并正确地转运到实验室。免疫抑制、糖皮质激素使用、住院时间长、营养不良、中心静脉导管置入、1 个月内接受过抗菌药物治疗以及肥胖等使发生耐药菌感染的可能性更大。

## 四、治疗

### (一)治疗原则

1. 对于严重腹腔感染特别是生命体征不稳定的患者,应该首先进行液体复苏。

2. 所有的腹腔感染患者在给予抗感染药物治疗之前应尽可能留取相关标本送培养,获病原菌后进行药敏试验,作为调整用药的依据。

3. 感染源的清除与引流对于腹腔感染的治疗有着重要的意义,有手术指征者应进行外科处理,并于手术过程中采集病变部位标本作细菌培养及药敏试验。常用感染源的处理方式包括经皮脓肿穿刺引流、剖腹手术、切除或引流感染源,适当清除坏死组织、腹腔冲洗(腹腔双套管冲洗引流)以及腹腔开放疗法。

4. 良好的营养支持对于腹腔感染的治疗也有积极的意义。

### (二)经验性治疗

社区获得性腹腔感染和医院获得性腹腔感染经验性用药的选择有着明显的不同。社区获得性轻、中度腹腔感染患者可以选择单一用药方案或联合用药方案。常见的单一抗菌药物为替卡西林 - 克拉维酸、氨苄西林 - 舒巴坦、头孢西丁、厄他培南、莫西沙星、替加环素。联合用药方案可以使用头孢菌素类联合甲硝唑 / 替硝唑,如头孢呋辛或头孢噻肟或头孢曲松 + 甲硝唑;也可以使用喹诺酮类药物联合甲硝唑 / 替硝唑,如环丙沙星或左氧氟沙星 + 甲硝唑,但我国大肠埃希菌对喹诺酮类耐药率高。

社区获得性重度腹腔感染患者用药方案也可以选择单一用药方案或联合用药方案。单一用药方案包括:β-内酰胺酶抑制剂复方制剂如头孢哌酮 - 舒巴坦、哌拉西林 - 他唑巴坦;碳青霉烯类如亚胺培南、美罗培南。不推荐重度腹腔感染患者单一使用氨基糖苷类。联合用药方案可以为第三代或第四代头孢菌素联合甲硝唑 / 替硝唑,如头孢他啶或头孢吡肟 + 甲硝唑;或喹诺酮类联合甲硝唑 / 替硝唑;也可以使用单酰胺类,如氨曲南 + 甲硝唑。对于高危患者,需要根据培养和药敏结果,对抗菌治疗方案进行调整,以覆盖分离培养获得的优势病原菌。

一般而言,对于社区获得性腹腔感染患者,抗菌药物需要使用至腹腔感染症状完全消除,包括体温正常、炎症指标正常及胃肠道功能恢复。如若在使用抗菌药物 5~7 日后,患者感染症状仍存在或复发,应进一步检查,调整抗菌药物。部分患者可能需要重复 CT 或 B 超检查寻找残余或继发感染灶。及时了解体液细菌培养与药敏结果对于合适的抗菌药物选用有着重要的意义。住院时间较长或反复住院、抗菌治疗失败或反复发作感染、术前长时间使用抗菌药物以及出现耐药菌的社区获得性腹腔感染患者耐药菌感染的可能性大大增加,其抗菌药物的选择同医院获得性感染。

医院获得性腹腔感染患者多属中、重度感染,致病菌多为耐药菌,如铜绿假单胞菌、产 ESBL 大肠埃希菌、肠球菌等。医院获得性腹腔感染的经验治疗方案需要根据当地微生物学资料制订。对于医院获得性腹腔感染患者更应强调在经验性用药前,留取标本送细菌培养,如腹腔脓液培养、血培养。为覆盖可能的病原菌,经验治疗选用广谱抗革兰氏阴性需氧和兼性厌氧杆菌抗菌药物的联合治疗。常用药物有亚胺培南、美罗培南、哌拉西林 - 他唑巴坦、头孢哌酮 - 舒巴坦、头孢他啶或头孢吡肟联合甲硝唑,也可使用氨基糖苷类或黏菌素类。获得培养和药敏结果后,调整抗菌治疗方案,减少抗菌药物的数量或改用窄谱抗菌药。

**（三）耐药革兰氏阴性菌腹腔感染的病原治疗**

详见第四章"耐药革兰氏阴性菌感染的病原治疗"。

**（四）外科治疗**

对于腹腔感染患者特别是严重腹腔感染患者实施外科治疗的目的在于充分处理感染源,清除腹腔内化脓坏死组织,最大程度地减轻腹腔感染。对于病程迁延的患者,外科干预可以治疗残余感染并预防感染复发。常见的手术方法有剖腹探查、清洗、引流、腹腔开放以及有计划的多次剖腹术等。

## ▶ 参考文献

[1] ZHANG H,JOHNSON A,ZHANG G,et al. Susceptibilities of Gram-negative bacilli from hospital- and community-acquired intra-abdominal and urinary tract infections:a 2016—2017 update of the Chinese SMART study. Infect Drug Resist,2019, 12:905-914.

[2] ZHANG H,KONG H,YU Y,et al. Carbapenem susceptibilities of Gram-negative pathogens in intra-abdominal and urinary tract infections:updated report of SMART 2015 in China. BMC Infect Dis,2018,18:493.

[3] 中华医学会外科学分会外科感染与重症医学学组,中国医师协会外科医师分会肠瘘外科医师专业委员会. 2019中国腹腔感染诊治指南. 中国实用外科杂志,2020,40(1): 1-16.

[4] SOLOMKIN JS,MAZUSKI JE,BRADLEY JS,et al. Diagnosis and management of complicated intra-abdominal infection in adults and children:guidelines by the Surgical Infection Society and the Infectious Diseases Society of America. Clin Infect Dis, 2010,50(2):133-164.

[5] MAZUSKI JE,TESSIER JM,MAY AK,et al. The Surgical Infection Society Revised Guidelines on the Management of Intra-Abdominal Infection. Surg Infect(Larchmt),2017,18: 1-76.

(任建安 陈佰义 刘正印)

# 第五节 中性粒细胞缺乏患者感染

## 一、概述

中性粒细胞缺乏患者是一组特殊的疾病人群,血液肿瘤本身及其放化疗是导致中性粒细胞缺乏的主要原因。由于免疫功能低下,感染的症状和体征常不明显,病原菌及感染灶也不明确,发热可能是严重潜在感染的唯一征象,感染相关病死率高,因此,中性粒细胞缺乏伴发热就应当被认为有感染的存在。中性粒细胞缺乏是指外周血中性粒细胞绝对计数(ANC)$<0.5 \times 10^9/L$,或预计48小时后ANC减少至$<0.5 \times 10^9/L$;严重中性粒细胞缺乏是指ANC$<0.1 \times 10^9/L$。感染的发生、严重程度及临床过程与中性粒细胞缺乏的程度和持续时间相关。

肿瘤患者的化疗尤其是骨髓抑制性化疗主要损伤快速分裂的细胞,包括骨髓祖细胞和黏膜上皮细胞。在化疗后的几个星期内全血细胞减少和黏膜屏障损伤是主要的宿主防御系统缺陷。中性粒细胞缺乏持续的时间取决于多种因素:化疗的强度、感染(如巨细胞病毒感染)的发生和细胞因子的应用等。黏膜损伤的程度主要取决于化疗方案,化疗药物白消安、依托泊苷、美法仑、阿糖胞苷、甲氨蝶呤、环磷酰胺以及全身照射都会引起不同程度的黏膜炎。单纯疱疹病毒(herpes simplex virus,HSV)1型的再激活能够引起口腔和食管黏膜的弥散性或局部的溃疡,这些损伤可能会引起定植在黏膜上的微生物侵入,引起血流感染。HSV-2的激活可以引起尿道、口唇、会阴及肛周皮肤和黏膜的破坏。糖皮质激素会加重黏膜炎并延迟溃疡的愈合。

中心静脉置管的广泛应用也增加了感染的风险,插管破坏了皮肤的完整性,打破了阻挡病原菌侵入的生理屏障。

## 二、病原菌分布及耐药性

中性粒细胞缺乏患者感染的最常见细菌是条件致病菌,如大多数革兰氏阴性菌、α溶血性链球菌、表皮葡萄球菌等,这些病原体一般只会在粒细胞缺乏等免疫功能缺陷时发生机会性感染。这些条件致病菌是否会致病取决于细菌和宿主之间的平衡是否被打破,即细菌的数量和宿主的防御状态之间的平衡和较量。由于大部分耐药病原菌来源于体内菌群,这些菌群往往是在入院后获得的,因此,对院内细菌的监测很有必要,尤其是细菌培养有助于明确细菌的耐药性。对于异基因造血干细胞移植患者还要进行个体的常规监测。因此,有效的感染控制必须是最大限度地减少与致病菌接触,合理使用抗菌药物抑制病原微生物的负荷量,尽可能地提高宿主的防御能力。

约50%粒细胞缺乏伴发热的患者可找到感染灶,而在其他患者可能找不到感染的证据。在中性粒细胞缺乏时期,细菌占到首次感染病原体的90%以上,其中,革兰氏阴性菌是最常见的病原菌,也是造成死亡的主要原因。尽管在一些发达国家革兰氏阴性菌导致感染的百分率已经下降到30%,但国内的报告显示仍然是以革兰氏阴性菌为主。最常见的革兰氏阴性菌包括大肠埃希菌、肺炎克雷伯菌、铜绿假单胞菌。近几年来,其他非发酵糖细菌感染也有增多的趋势,如鲍曼不动杆菌、嗜麦芽窄食单胞菌。许多革兰氏阴性菌进入体内是通过损伤的胃肠道黏膜,其他途径还有肛周和破损的皮肤,尤其是铜绿假单胞菌的感染,静脉导管偶尔也是革兰氏阴性菌的侵入门户。

产 ESBL 大肠埃希菌和克雷伯菌属,检出率分别为 50%~60% 和 40%~50%。这些产 ESBL 菌株往往只对碳青霉烯类药物敏感。在血液科,XDR 鲍曼不动杆菌不像 ICU 那么常见,嗜麦芽窄食单胞菌的比例已经超过鲍曼不动杆菌,然而,铜绿假单胞菌分离菌株对碳青霉烯类耐药率达 40%~50%。近几年来,许多报道显示产碳青霉烯酶的克雷伯菌属上升很快。尽管血液科报道的数据多在 10% 以下,但存在 KPC 的高危人群,如接受异基因造血干细胞移植的患者,在移植前多次住院接受多次化疗,可能发生多次感染和碳青霉烯类抗生素暴露,移植前细菌筛查也发现一部分患者存在 KPC 定植,因此,对移植期间感染的抗生素经验使用提出了新的挑战。

## 三、诊断及耐药菌感染的高危因素

### (一)诊断

粒细胞缺乏期发热最常见的原因是感染,要求临床医师对这些患者进行快速和全面的评估,应采集详细的疾病史,包括新出现的特定部位症状、预防性应用抗菌药物的信息、感染暴露风险、以前确诊的感染或病原菌定植、同时存在非感染原因的发热例如输注血液制品。潜在的并发症,例如糖尿病、慢性阻塞性肺疾病和 / 或近期的手术操作,应予以注意。

1. 寻找感染部位 中性粒细胞缺乏伴发热患者的疾病史询问及体格检查需要仔细地进行,以发现轻微的症状和体征,尤其是最常发生感染的部位:皮肤(尤其是进行过操作或置管的部位,例如导管留置部位或骨髓穿刺部位)、口咽部(包括牙周)、消化道、肺和会阴部。腹腔是容易被忽视的感染部位。消化道感染发生率的增加与黏膜屏障受损有关,国外报道约占30%,越来越受到重视。有 10%~25% 患者可出现血流感染,其中大多数为长期或严重中性粒细胞缺乏的患者,而血流感染的实际发生率可能更高。其他诊断手段包括血液检测、微生物培养和影像学检查(X 线、B 超)等。

2. 寻找病原微生物 所有患者至少要抽 2 套血液标本,用于细菌和真菌培养,每套包括需氧菌和厌氧菌血培养。2~3 个血培养标本可以同时采集,也可以间隔 30~60 分钟采集,许多指南推荐至少一个标本采自外周静脉血,另一个采自静脉导管。还要进行疑似感染部位的微生物培养。有尿道感染症状和体征的患者,应当进行中段尿分析和培养。有肺部症状和体征的患者,除了进行体格检查、常规血培养以及进行胸部 X 线检查外,越来越多的血液科患者还在呼吸科医师的帮助下进行纤支镜肺泡灌洗液检查,明显提高了肺部感染的诊断率。

**(二)高危患者危险分层**

《中国中性粒细胞缺乏伴发热患者抗菌药物临床应用指南(2016 年版)》(以下简称《中国粒缺指南》)要求在应用抗菌药物之前对患者进行危险分层,甄别高危患者。如严重中性粒细胞缺乏(ANC<0.1 × 10^9/L)或预计中性粒细胞缺乏持续 >7 日,或存在临床并发症,或有肝、肾功能不全。

**(三)评估耐药细菌感染的危险因素**

欧洲白血病感染工作委员会 2013 年发布了一个称之为耐药增长时代中性粒细胞缺乏伴发热患者经验性抗菌药物治疗的欧洲指南(ECIL4),提出耐药细菌感染的危险因素,被《中国粒缺指南》采用,如表 5-1 所示,对经验性抗菌药物的选择有一定的指导意义。

**表 5-1　耐药细菌感染的危险因素**

| | |
|---|---|
| 1 | 患者以前有耐药菌定植或感染,尤其是:①产 ESBL 或碳青霉烯酶肠杆菌目细菌;②耐药非发酵菌:铜绿假单胞菌、鲍曼不动杆菌、嗜麦芽窄食单胞菌;③ MRSA,尤其是万古霉素 MIC≥2mg/L;④耐万古霉素肠球菌 |
| 2 | 以前使用过广谱抗菌药物,尤其是第三代头孢菌素 |
| 3 | 存在严重的疾病,如晚期肿瘤、脓毒血症、肺炎 |
| 4 | 医院感染 |
| 5 | 长期和 / 或反复住院 |
| 6 | 留置导尿管 |
| 7 | 老年患者 |
| 8 | 住在重症监护病房 |

## 四、治疗

### (一)粒细胞缺乏期首次发热的经验治疗

在感染评估后应当立即经验性使用抗菌药物,初始经验性抗菌治疗旨在降低细菌所引起的严重并发症和病死率,其原则是覆盖可迅速引起严重并发症或威胁生命的最常见和毒力较强的病原菌,直至获得准确的病原学培养结果。有效的经验性抗菌治疗需要选择具有杀菌活性、抗假单胞菌活性和良好安全性的药物。经验用药的主要依据是:①当地病原微生物的分布情况和病原微生物对可用抗菌药物的敏感性;②先前有耐药病原体定植(筛查)或感染;③感染部位的常见菌群分析。

高危患者需要住院治疗,静脉应用广谱抗菌药物。推荐单一使用抗假单胞菌 β- 内酰胺类药物,包括哌拉西林 - 他唑巴坦、头孢哌酮 - 舒巴坦、碳青霉烯类(亚胺培南、美罗培南或帕尼培南)、头孢吡肟或头孢他啶。

当有并发症（例如低血压、肺炎）、疑有或确诊为耐药菌感染时，可改用或加用其他抗菌药物。

对于患者无复杂表现，不确定有无耐药菌定植，此前无耐药菌感染，或者耐药菌感染不是本单位中性粒细胞缺乏伴发热患者的常见原因，《中国粒缺指南》建议采用升阶梯治疗策略，可以选用抗假单胞菌头孢菌素（头孢吡肟、头孢他啶）或 β- 内酰胺酶抑制剂复方制剂等；对于患者临床表现复杂，存在耐药菌定植，有耐药菌感染疾病史，或者耐药菌感染是本单位中性粒细胞缺乏伴发热患者的常见原因，《中国粒缺指南》建议采用降阶梯治疗策略，可以选用抗假单胞菌 β- 内酰胺类联合氨基糖苷类或喹诺酮类，或碳青霉烯类等。

中性粒细胞缺乏患者革兰氏阴性菌血流感染初始治疗时可首选 β- 内酰胺类如碳青霉烯类联合氨基糖苷类或氟喹诺酮类，以提供最初的广谱覆盖来针对可能的多重耐药病原菌。根据美国胸科学会的指南，中性粒细胞缺乏患者的肺炎一般应按医院感染来治疗。免疫抑制患者或在之前 90 日内接受抗菌药物治疗者，应被认作有多重耐药病原菌所致肺炎高危人群，推荐初始采用广谱 β- 内酰胺类或碳青霉烯类联合氨基糖苷类或抗铜绿假单胞菌的氟喹诺酮类治疗。

**（二）粒细胞缺乏持续发热的抗菌药物调整**

根据初始抗菌药物的治疗反应决定下一步的治疗策略。如果退热，不管感染的原因是否找到，都应继续初始治疗，直到中性粒细胞缺乏得到纠正（中性粒细胞计数 ANC>$0.5 \times 10^9$/L）。如果口腔和胃肠道黏膜炎继续存在，不应停用抗菌药物。

如果发热持续，需要对患者重新进行检查和评估。如果没有找到感染证据，也没有感染加重的征象，应继续初始治疗，不需要作调整；如果找到感染证据，应当采用针对病原菌的靶向治疗,如分离出产 ESBL 肠杆菌目细菌应考虑尽早应用碳青霉烯类,如分离出 CRE 应考虑尽早应用多黏菌素、头孢他啶 - 阿维巴坦或替加环素;如果有感染加重的证据,应当对初始治疗进行调整,覆盖初始治疗不能覆盖的可疑的病原菌,如产 ESBL 或碳青霉烯酶的肠杆菌目细菌、对碳青霉烯类天然耐药的嗜麦芽窄食单胞菌。

## ▶ 参考文献

[ 1 ] SULLIVAN PS, MORENO C. A Multidisciplinary Approach to perianal and intra-abdominal infections in the neutropenic cancer patient. Oncology, 2015, 29 (8) : 581-590.

[ 2 ] 中华医学会血液学分会,中国医师协会血液科医师分会 . 中国中性粒细胞缺乏伴发热患者抗生素临床应用指南 (2016 年版). 中华血液学杂志,2016,37 (5) : 353-359.

[ 3 ] 闫晨华,徐婷,郑晓云,等 . 中国血液病患者中性粒细胞缺乏伴发热的多中心、前瞻性流行病学研究 . 中华血液学杂志,2016,37 (3) : 177-182.

[ 4 ] 朱骏,胡炯,毛原飞,等 . 上海地区粒细胞缺乏伴发热血液病患者致病细菌的分布及耐药性分析的多中心、回顾性研究 . 中华血液学杂志,2017,38 (11) : 945-950.

[ 5 ] AVERBUCH P, ORASCH C, CORDONNIER C, et al. European guideline for empirical antibacterial therapy for febrile neutropenic patients in the era of growing resistance : summary of the 2011 4th European Conference on Infections in Leukemia. Haematologica, 2013, 98 (12) : 1826-1835.

[ 6 ] FREIFELD AG, BOW EJ, SEPKOWITZ KA, et al. Clinical practice guideline for the use of antimicrobial agents in neutropenic patients with cancer : 2010 Update by the Infectious

Diseases Society of America. Clin Infect Dis,2011,52(4):e56-e93.

［7］YAN CH,WANG Y,MO XD,et al. Incidence,Risk Factors,Microbiology and Outcomes of Pre-engraftment Bloodstream Infection After Haploidentical Hematopoietic Stem Cell Transplantation and Comparison With HLA-identical Sibling Transplantation. CID,2018:67(Suppl2):S162-S173.

［8］ZHU J,ZHOU K,JIANG Y,et al. Bacterial Pathogens Differed Between Neutropenic and Non-neutropenic Patients in the Same Hematological Ward:An 8-Year Survey. CID,2018:67(Suppl2):S174-S178.

（王　椿　黄晓军　陈佰义）

# 第六节　尿 路 感 染

## 一、概述

尿路感染(urinary tract infection,UTI)是常见的感染性疾病之一,每年预计发病率为18/1 000人次。在院内感染中排名第2,占16%。UTI在女性中较为常见,约40%的女性一生中曾罹患UTI,其中27%在12个月内出现复发。UTI分为无症状性菌尿、急性单纯性尿路感染(膀胱炎、肾盂肾炎)、反复发作性尿路感染及复杂性尿路感染。UTI在社区及医院感染的治疗中可造成较大的经济负担(估计美国每年超过10亿美元),随着细菌耐药性的增加,UTI给临床治疗带来巨大的挑战。

## 二、常见革兰氏阴性菌及其耐药性

尿路感染的病原菌主要为革兰氏阴性菌,男性与女性 UTI 的病原菌种类相仿,但比例有所差异。男性尿标本分离的细菌,前 5 位的为大肠埃希菌(33.1%~34.6%)、粪肠球菌(9.2%~10.2%)、肺炎克雷伯菌(9.0%~9.4%)、屎肠球菌(7.8%~10.2%)和铜绿假单胞菌(5.6%~6.9%)。女性尿标本分离的细菌,前 5 位的为大肠埃希菌(57.0%~57.4%)、肺炎克雷伯菌(7.5%~8.3%)、屎肠球菌(6.8%~8.7%)、粪肠球菌(5.5%~6.0%)和奇异变形杆菌(3.3%~3.5%)。

　　近年来,革兰氏阴性病原菌对常用抗菌药物耐药严重。男性和女性尿标本分离大肠埃希菌对头孢曲松耐药率大于 48%,对碳青霉烯类、头孢哌酮 - 舒巴坦、哌拉西林 - 他唑巴坦、呋喃妥因耐药率小于 10%,对于 β- 内酰胺类耐药率男性比女性高,其中头孢曲松的耐药率高 12%。男性患者分离肺炎克雷伯菌对头孢曲松耐药率在 60% 左右,女性患者耐药率为 45% 左右。男性和女性尿标本分离铜绿假单胞菌对头孢哌酮 - 舒巴坦和哌拉西林 - 他唑巴坦的耐药率均低于 14%,碳青霉烯类耐药率在 15% 左右。鲍曼不动杆菌对头孢哌酮 - 舒巴坦和米诺环素耐药率分别低于 30% 和 22%;碳青霉烯类耐药率,男性为 31.7%~47.7%,女性为 26.5%~41.2%。

## 三、诊断及耐药菌感染的危险因素

　　尿路感染的临床诊断需根据典型的临床症状、体征、高危因素及实验室检查结果。

### (一)临床表现

　　尿急、尿频、尿痛提示可能为膀胱炎,如同时伴有发热、畏寒、腰胁部疼痛、肾区叩痛则应考虑肾盂肾炎。伴有尿路解剖学或功能异常、尿路梗阻或返流、留置导尿管、糖尿病、器官移植、免疫功能损害等的 UTI 均应视为复杂性尿路感染。

**（二）实验室诊断**

1. 尿常规检查 清洁中段尿白细胞≥5/高倍视野。

2. 尿生化检查 尿白细胞酯酶检测阳性,本试验为脓尿的快速检测方法,其敏感性为 75%,特异性为 94%~98%;尿亚硝酸盐还原试验阳性,该项检查呈高度特异性,但敏感性较差。

3. 尿细菌学检查 未离心尿标本直接染色镜检为简便、快速的细菌检查方法,若镜检细菌≥1/高倍视野即相当于定量细菌培养≥$1×10^5$CFU/ml。对于反复发作性尿路感染、复杂性尿路感染和肾盂肾炎,应在使用抗菌药物前做中段尿培养,肾盂肾炎时还应做血培养。

4. 影像学检查 单纯性尿路感染一般不需要做影像学检查。以下情况应考虑行泌尿系 B 超、CT 平扫或静脉尿路造影等影像学检查,以发现可能存在的尿路解剖结构或功能异常:①反复发作性尿路感染;②疑为复杂性尿路感染;③少见的细菌感染;④妊娠期曾有无症状性菌尿或尿路感染者;⑤感染持续存在。如怀疑肾周脓肿,可选择核磁共振检查。

耐药革兰氏阴性菌感染的危险因素包括既往反复使用抗菌药物、尿路梗阻、导尿管留置、膀胱造瘘、泌尿外科手术、入住重症监护病房、长期住院和使用免疫抑制剂等。

## 四、治疗

**（一）尿路感染的治疗原则**

1. 重视细菌培养及药敏测定 在抗菌药物使用前留取合格尿标本进行细菌培养,考虑上尿路感染的发热患者应同时送血培养。

2. **抗菌药物的选择** 应根据当地尿路感染病原菌耐药监测结果和感染部位选择抗菌药物。下尿路感染首选尿液中药物浓度高的口服药物,上尿路感染要选择尿液和血中均能达到有效药物浓度的药物,初始治疗首选静脉给药。

3. **抗菌药物疗程的确定** 根据感染的类别确定疗程,急性膀胱炎可用短疗程,而反复发作性尿路感染需要长疗程,对于复发频繁者可以采用预防用药。

4. **去除尿路感染的复杂因素** 对于复杂性尿路感染患者,尽可能去除梗阻等复杂因素,糖尿病患者应控制血糖、防止血糖波动。

### (二)尿路感染的经验治疗

1. **急性单纯性尿路感染** 急性单纯性膀胱炎病原菌绝大多数为大肠埃希菌,治疗宜选用不良反应小、口服方便、价格低廉的抗菌药物门诊治疗,可选用复方磺胺甲噁唑(SMZco)、头孢氨苄、头孢拉定、阿莫西林-克拉维酸、多西环素或米诺环素、喹诺酮类、呋喃妥因3~7日疗法,或磷霉素氨丁三醇 3g 单剂顿服。

急性肾盂肾炎常累及肾间质,有发生菌血症的危险,应选用在尿液及血液中均有较高浓度的抗菌药物。首先通过静脉给药,待病情缓解后,可转为口服治疗1~2周。可选用抗菌药包括喹诺酮类、第二代或第三代头孢菌素类等。

2. **反复发作性尿路感染** 对于存在多重耐药菌主要为产 ESBL 细菌感染危险因素的反复发作性尿路感染,可选用阿莫西林-克拉维酸、法罗培南等口服,伴发热患者可静脉给用阿莫西林-克拉维酸、哌拉西林-他唑巴坦、阿米卡星、磷霉素或碳青霉烯类。反复发作频繁者可考虑用低剂量长疗程抑菌疗法进行预防性治疗。在每晚睡前或性交排尿后,口服 SMZco 或呋喃妥因,亦可每 7~10 日口服 1 次磷霉素氨丁三醇。本疗法通常使用半年,如停药后仍反复发作,则再给予此疗法 1~2 年或更长。对已绝经女性,在没有禁忌证的前提下可加用雌激素以减少复发。食用蔓越莓有利于降低女性患者下尿路感染的发生率,但目前尚缺乏有力的临床研究支持。

3. 复杂性尿路感染　病原菌耐药程度较高,需依据细菌培养及药敏结果选用抗菌药物。门诊治疗适用于轻、中度感染,口服抗菌药物,疗程 10~14 日。重度感染和 / 或疑有菌血症者需住院治疗,首先予以经验治疗,而后根据药敏结果调整抗菌药物。热退后改为口服给药,疗程 14~21 日,至少 10~14 日。对存在耐药革兰氏阴性菌感染危险因素的复杂性尿路感染患者的抗菌药物选择同反复发作性尿路感染。尽可能去除复杂因素,对不能矫正尿路结构异常或梗阻的复杂性尿路感染患者,可予以小剂量抗菌药物长期控制性治疗。

4. 无症状菌尿　一般不需治疗,但孕妇、接受泌尿外科腔内、有潜在黏膜损伤风险操作或手术的患者(例如经皮肾镜碎石取石术、经尿道输尿管镜相关操作)需进行治疗。孕妇宜用青霉素类、头孢菌素类或磷霉素氨丁三醇等抗菌药物,避免应用喹诺酮类、氨基糖苷类及四环素类。

（三）耐药革兰氏阴性菌尿路感染的病原治疗

详见第四章“耐药革兰氏阴性菌感染的病原治疗”。

肠杆菌目细菌是尿路感染最为常见的病原菌,常见菌种为大肠埃希菌、肺炎克雷伯菌、奇异变形杆菌和铜绿假单胞菌。产 ESBL 肠杆菌目细菌下尿路感染首选口服磷霉素氨丁三醇或阿莫西林 - 克拉维酸,维持治疗使用呋喃妥因;急性肾盂肾炎或复杂尿路感染治疗选用碳青霉烯类（厄他培南、亚胺培南、美罗培南）、哌拉西林 - 他唑巴坦。产 AmpC 酶肠杆菌属等细菌所致感染，治疗首选碳青霉烯类，亦可选用第四代头孢菌素。碳青霉烯类耐药肠杆菌目细菌上尿路感染，可根据药敏试验结果选择头孢他啶 - 阿维巴坦、甲磺酸多黏菌素 E、氨基糖苷类、喹诺酮类或替加环素。下尿路感染可选择磷霉素氨丁三醇、SMZco、多西环素、米诺环素或呋喃妥因口服。

▶ **参考文献**

［1］全国细菌耐药监测网 . 全国细菌耐药监测网 2014—2019 年尿标本细菌耐药监测报告 . 中国感染控制杂志,2021,20（1）:53-60.

［2］尿路感染诊断与治疗中国专家共识编写组 . 尿路感染诊断与治疗中国专家共识（2015 版）. 中华泌尿外科杂志,2015,36（4）:241-245.

（郑　波　杨　帆）

# 第七节　皮肤软组织感染

## 一、概述

皮肤软组织感染（skin and soft tissue infection, SSTI）系病原菌侵犯表皮、真皮、皮下组织及肌层所引起的感染病。SSTI 多由革兰氏阳性菌引起，在一些特殊类型的 SSTI 也常由革兰氏阴性菌或革兰氏阴性菌与革兰氏阳性菌、厌氧菌、真菌的混合感染所致，例如烧伤创面感染、糖尿病足感染、地震等自然灾害造成的严重外伤创面感染、压疮感染等。本节仅介绍耐药革兰氏阴性菌所致的 SSTI。

## 二、常见革兰氏阴性菌及其耐药性

引起皮肤软组织感染的革兰氏阴性菌以肠杆菌目细菌、铜绿假单胞菌、鲍曼不动杆菌常见。国外研究报道约 13% 皮肤软组织感染由单一革兰氏阴性菌引起，约 11%~21% 皮肤软组织感染由革兰氏阴性菌混合革兰氏阳性菌等引起；国内报道 2014—2019 年伤口与脓液 1 182 888 株分离菌中，大肠埃希菌（27.8%）居首位，肺炎克雷伯菌（9.0%）为第 3 位，铜绿假单胞菌（6.7%）为第 4 位，阴沟肠杆菌、鲍曼不动杆菌、奇异变形杆菌为第 6、第 8、第 9 位。糖尿病足感染常见病原菌为革兰氏阳性菌、革兰氏阴性菌及真菌，革兰氏阴性菌中以铜绿假单胞菌、肠杆菌目细菌、鲍曼不动杆菌居多。烧伤创面感染以铜绿假单胞菌、肠杆菌目细菌、金黄色葡萄球菌多见。压疮感染以金黄色葡萄球菌、化脓性链球菌、铜绿假单胞菌、鲍曼不动杆菌为多。腹部、妇科手术患者切口感染多由革兰氏阴性菌所致，以大肠埃希菌、克雷伯菌属、肠杆菌属、铜绿假单胞菌及鲍曼不动杆菌为主。

CHINET 数据显示，2020 年皮肤软组织感染 4 234 株大肠埃希菌对头孢噻肟、头孢曲松的耐药率达 50%，对喹诺酮类的耐药率为 41%~57%，对复方磺胺甲𫫇唑为 58.4%，对碳青霉烯类的耐药率为 1.3%~2%，对阿米卡星与庆大霉素为 1.9%、40.6%，对磷霉素为 4.3%。1 785 株肺炎克雷伯菌对头孢曲松、头孢噻肟、喹诺酮类和复方磺胺甲𫫇唑的耐药率均低于大肠埃希菌，但对碳青霉烯类的耐药率为 12% 左右，对头孢他啶 - 阿维巴坦、哌拉西林 - 他唑巴坦与头孢哌酮 - 舒巴坦的耐药率分别为 12.7%、14.6% 和 16.3%。阴沟肠杆菌、奇异变形杆菌和弗劳地柠檬酸杆菌对亚胺培南和美罗培南的耐药率均 <7%。1 396 株铜绿假单胞菌对碳青霉烯类耐药率为 9.2%~12.3%,433 株鲍曼不动杆菌对碳青霉烯类耐药率为 67%。压疮创面定植菌常为革兰氏阴性菌与革兰氏阳性菌混合,极易从定植转为感染,且易形成多重耐药的生物膜。烧伤患者从住院 1 周到住院 4 周每千人日碳青霉烯类耐药肠杆菌目细菌分离率从 0.04 升至 0.82、产 ESBL 肠杆菌目细菌从 0.26 升至 0.46、耐喹诺酮类肠杆菌目细菌从 0.52 升至 2.61,多重耐药铜绿假单胞菌也从 0.04 升至 1.85。

## 三、诊断及耐药菌感染的危险因素

### (一)临床诊断

详细询问病史特别是发病诱因和危险因素对建立 SSTI 的诊断及分析致病菌十分重要。应全面仔细查体,除注意皮肤局部红、肿、热、痛等炎症共同表现外,还需注意皮损性质、溃疡形成、积气与坏死程度,关注有无全身感染中毒症状,及早判断并发症、是否需外科紧急处理。局部超声、CT 及 MRI 有助于诊断。外科手术后切口感染主要依据局部有感染症状、体征及脓性分泌物诊断,术后 30 日内、有植入物者术后 1 年内都可能发生。

革兰氏阴性菌所致的 SSTI 包括手术切口感染、脓性或坏死性蜂窝织炎、皮下脓肿、深部脓肿、脓性肌炎、压疮感染、糖尿病足感染、烧伤创面感染、坏死性脓疱及坏死性筋膜炎等。按病情复杂程度,将 SSTI 分为单纯性与复杂性。前者包括单一脓肿、脓疱病、疖肿、蜂窝织炎等;后者指皮肤软组织感染病灶广泛并伴随发热等感染全身中毒症状,或有并发症者,坏死性筋膜炎和坏死性肌炎属于此类。按感染病情严重程度将 SSTI 分为轻、中、重、危重四级或轻度、中度、重度三度。

**（二）病原学诊断**

力争在经验性使用抗菌药物前，采集皮肤软组织感染相关标本送病原学检查。对病程迁延、反复发作或抗菌药物治疗无效的复杂性 SSTI 患者，尤其应重视反复获取溃疡或创面活检或穿刺组织、血液等标本，因创口分泌物易被皮肤定植菌污染，应尽量避免用棉签取分泌物送检。蜂窝织炎患者应酌情行穿刺抽吸或钻孔活检（punch biopsies）送培养，对于发热明显、感染中毒症状重、心动过速、低血压、伴淋巴结肿大、口腔或眼睛感染、免疫功能低下者应同时取创面和血标本送检。糖尿病足感染应清创后用皮肤刮匙或无菌手术刀片从溃疡刮取组织样本或针吸脓液或分泌物送培养。尽量确保分离鉴定的细菌是真正致病菌，且应尽早报告体外药敏试验结果以便调整抗菌治疗方案，对于疑难 SSTI 可酌情送标本做二代测序查病原体。

抽吸标本细菌涂片与培养的阳性率约为 5%~40%，钻孔活检阳性率约为 20%~30%。获得细菌培养阳性结果后应正确分析阳性结果及其临床意义，包括分离菌株是污染菌、定植菌还是致病菌，分离菌株与皮肤感染的发生发展是否存在必然联系，药敏试验提示敏感的抗菌药物能否在感染部位发挥抗菌作用等。

鉴别自 SSTI 病灶尤其在烧伤感染或糖尿病足患者分离的细菌是定植还是感染较为困难，需要结合患者的症状、体征及实验室检查。对于糖尿病足患者，如果病灶局部没有明显红、肿、热、痛及明显脓性分泌物，无外周血白细胞及中性粒细胞升高，或降钙素原与 C 反应蛋白无升高，可能属于定植菌，可先行病灶局部处理，暂不予全身抗菌治疗。烧伤患者根据烧伤面积大小综合判定,因为烧伤患者烧伤创面及急性创伤炎症刺激存在,即使没有合并明显感染,其外周血白细胞及中性粒细胞也会升高,PCT也有明显上升,故较难判定,需要结合患者的病情变化、反复进行分泌物及血培养并随时调整诊治策略,尤其应密切观察创面分泌物颜色、嗅味和量的变化,不同的细菌感染可以产生不同的变化。革兰氏阴性菌感染的创面常出现暗灰或黑色的坏死斑,铜绿假单胞菌感染为绿色或蓝绿色有甜腥气味的黏稠分泌物;金黄色葡萄球菌感染为淡黄色黏稠分泌物,溶血性链球菌感染为浅咖啡色稀薄分泌物;厌氧菌感染可以嗅到粪臭味。

### (三)易感因素

革兰氏阴性菌SSTI易感因素包括糖尿病、烧伤、地震等创伤严重或污染明显或初次处理时间延迟者、压疮、中性粒细胞减少、静脉药瘾、艾滋病、肝硬化、肿瘤、酗酒、慢性肾脏病、化疗、广谱抗菌药物或免疫抑制剂使用、中心静脉导管留置、长期住院的重症患者等。高龄、肥胖、糖尿病、手术时间过长为手术切口感染的危险因素。革兰氏阴性菌SSTI多为医院获得性感染。

## 四、治疗

### (一)经验治疗

SSTI经验性抗菌治疗因感染病种不同而异。对于外科切口感染、烧伤感染、深部软组织脓肿、压疮感染、坏死性筋膜炎、糖尿病足感染原则上应予能覆盖革兰氏阳性菌、革兰氏阴性菌甚或厌氧菌的抗菌药物。轻、中度感染用药3~5日,重度感染用药2~3日后根据经验治疗初步效果和/或细菌药敏结果进行调整,总疗程视病情不同而异。

若怀疑轻、中度铜绿假单胞菌感染,可经验性选用头孢他啶、头孢吡肟、氨曲南、哌拉西林 - 他唑巴坦或头孢哌酮 - 舒巴坦等,酌情联合氨基糖苷类中的阿米卡星或妥布霉素,重度感染可选用亚胺培南、美罗培南联合氨基糖苷类。若疑为碳青霉烯类耐药铜绿假单胞菌感染,可酌情使用多黏菌素类(产金属酶碳青霉烯酶菌株)或头孢他啶 - 阿维巴坦(产 KPC 型碳青霉烯酶菌株),β- 内酰胺类药物过敏者亦可选用具有抗假单胞菌活性的喹诺酮类联合氨基糖苷类。特别提醒使用青霉素前应进行规范的青霉素皮试,而使用头孢菌素前,不需常规作皮试。

若怀疑轻、中度肠杆菌目细菌感染,经验性选用哌拉西林 - 他唑巴坦或阿莫西林 - 克拉维酸等酶抑制剂复方制剂或磷霉素,重度感染可选用亚胺培南、美罗培南等,若疑为碳青霉烯类耐药菌感染,可酌情使用头孢他啶 - 阿维巴坦(产 KPC 型碳青霉烯酶菌株)或多黏菌素类(产金属酶碳青霉烯酶菌株),β- 内酰胺类药物过敏者亦可选用替加环素治疗。

轻度糖尿病足感染首先覆盖革兰氏阳性菌或MRSA,若中、重度感染,需要同时用哌拉西林 - 他唑巴坦或厄他培南抗产 ESBL 革兰氏阴性菌,有铜绿假单胞菌感染风险时,需要使用具有抗假单胞菌的药物,抗菌疗程一般为 1~2 周,中、重度感染疗程为 2~3 周。

对于坏死组织少的烧伤创面感染可以局部应用1% 磺胺嘧啶银霜、10% 磺胺米隆霜或 0.1% 庆大霉素溶液,对于坏死组织多的烧伤创面感染可经验性给予哌拉西林 - 他唑巴坦、碳青霉烯类、头孢哌酮 - 舒巴坦或头孢吡肟经验性抗铜绿假单胞菌治疗。

压疮感染者、腹部与妇科外科切口感染应经验性给予哌拉西林 - 他唑巴坦、碳青霉烯类、头孢哌酮 - 舒巴坦等,若疑为碳青霉烯类耐药感染,可酌情使用头孢他啶 - 阿维巴坦(产 KPC 型碳青霉烯酶菌株)或多黏菌素类(产金属碳青霉烯酶菌株),严重地震伤创面感染者经验治疗用药推荐与此相似。

### (二)耐药革兰氏阴性菌 SSTI 的病原治疗

详见第四章"耐药革兰氏阴性菌感染的病原治疗"。

▶ **参考文献**

[1] YOAV GOLAN. Current Treatment Options for Acute Skin and Skin structure Infections. Clinical Infectious Diseases,2019,68(S3):S206-S212.

[2] 中华医学会糖尿病学分会,中华医学会感染病学分会,中华医学会组织修复与再生分会 . 中国糖尿病足防治指南(2019 年版). 中华糖尿病杂志,2019,11(2):92-109.

[3] PITOCCO D,SPANU T,DILEO M,et al. Diabetic foot infections:a comprehensive overview. Eur Rev Med Pharmacol Sci,2019,23(S2):26-37.

[4] BARWELL ND,DEVERS MC,KENNON B,et al. Diabetic foot infection:antibiotic therapy and good practice recommendations. Int J Clin Pract,2017,71(10):e13006.

[5] LACHIEWICZ AM,HAUCK CG,WEBER DJ,et al. Bacterial Infections After Burn Injuries:Impact of Multidrug Resistance. Clinical Infectious Diseases,2017,65(12):2130-2136.

[6] 国家卫生计生委抗菌药物临床应用与细菌耐药评价专家委员会 . 青霉素皮试专家共识 . 中华医学杂志,2017,97(40):3143-3146.

(吕晓菊　王明贵)

# 第八节　脑　膜　炎

## 一、概述

革兰氏阴性菌脑膜炎多为医院获得性,为严重的医院感染,病死率高达 35%,常见的病原体为大肠埃希菌、肺炎克雷伯菌、铜绿假单胞菌和鲍曼不动杆菌等。而社区获得性脑膜炎最常见的细菌为肺炎链球菌、脑膜炎奈瑟菌和流感嗜血杆菌。美国国家医院感染监测系统(National Nosocomial Infection System,NNIS)资料显示医院获得性脑膜炎最重要的危险因素为神经外科手术、神经外科装置应用、近期头部外伤及脑脊液漏者。另据报道 1994—2006 年 31 927 例神经外科手术后患者,医院获得性细菌性脑膜炎的发生率为 2.9%,而脑脊液引流术后细菌性脑膜炎的发生率为 4%~17%。国内报道神经外科术后颅内感染的发生率为 1.4%~3.9%。由于病原学早期诊断的困难以及细菌耐药性的增加,细菌性脑膜炎仍为临床棘手的感染病。早期诊断、正确的抗菌治疗是提高治愈率、降低病死率、减少后遗症的关键。

## 二、常见革兰氏阴性菌及其耐药性

### (一)常见革兰氏阴性菌

医院获得性脑膜炎尤其发生于颅脑手术后脑室引流、脑部医用装置者,需氧革兰氏阴性菌为主要致病菌。据 493 例成人脑膜炎的监测资料显示,革兰氏阴性菌的感染者约占 38%,免疫缺陷者脑膜炎以铜绿假单胞菌感染较为常见。一项研究纳入 215 例医疗相关脑室炎和脑膜炎的研究结果显示,有 106 例(49%)患者为脑脊液培养阳性,其中 2/3 由葡萄球菌、链球菌等革兰氏阳性菌所致,1/3 由假单胞菌属（Pseudomonas）、肠杆菌目等革兰氏阴性菌所致;在医疗相关脑膜炎患者中,革兰氏阴性菌脑膜炎患者的状况比革兰氏阳性菌感染者更差,表现为格拉斯哥昏迷评分更低、脑脊液葡萄糖更低、脑脊液乳酸更高和机械通气比例更高,不过出院时的临床结局没有差异。近年来脑脊液革兰氏阴性菌的分离率逐渐增高,CHINET 研究 2005—2007年、2012 年脑脊液革兰氏阴性菌分离率分别为 37.1%、32.9%,2018 年和 2019 年脑脊液中细菌的分离率占1.3%,常见的革兰氏阴性菌为不动杆菌属、克雷伯菌属、大肠埃希菌、铜绿假单胞菌和其他肠杆菌目细菌等。近十年来以鲍曼不动杆菌、肺炎克雷伯菌、铜绿假单胞菌、大肠埃希菌和洛菲不动杆菌为主。其中医院获得性脑膜炎中革兰氏阴性菌占 64.2%,最常见的革兰氏阴性菌依次为不动杆菌属、肺炎克雷伯菌、铜绿假单胞菌和阴沟肠杆菌。CARSS 数据显示 2014—2019年脑脊液标本分离前 5 位细菌为凝固酶阴性葡萄球菌、鲍曼不动杆菌、大肠埃希菌、肺炎克雷伯菌和金黄色葡萄球菌。

## （二）常见革兰氏阴性菌的耐药性及变迁

1. 非发酵糖细菌 近年来不动杆菌属细菌及铜绿假单胞菌对常用抗菌药物包括对碳青霉烯类的耐药性明显增加,CHINET 数据显示,脑脊液分离不动杆菌属对碳青霉烯类亚胺培南及美罗培南的耐药率自 2005—2007 年的 24.1%~29.3% 上升至 2011 年的62.4%~72.9%,其中 22.8% 为全耐药株（不包括多黏菌素及替加环素）;同期,铜绿假单胞菌对碳青霉烯类的耐药率由 26%~28% 上升至 20%~50%,其中 7.7% 为全耐药株（不包括多黏菌素）。CARSS 的研究 2019 年和 2014 年进行比较:鲍曼不动杆菌和铜绿假单胞菌对美罗培南的耐药率呈下降趋势,分别从 74.2% 下降到71.7%,32.6% 下降到 27.3%。

2. 肠杆菌目细菌 CHINET 数据显示,脑脊液标本中产 ESBL 的大肠埃希菌检出率为 33.3%,肺炎克雷伯菌的检出率为 41.9%。肺炎克雷伯菌对亚胺培南和美罗培南的耐药率分别为 27.6% 和 25.0%,全耐药株(不包括多黏菌素及替加环素)的检出率为 9.3%。大肠埃希菌对哌拉西林 - 他唑巴坦、亚胺培南、美罗培南和阿米卡星的耐药率为 0~4.5%。CARSS 的研究2019 年和 2014 年进行比较:大肠埃希菌对头孢曲松的耐药率多大于 60%,对碳青霉烯类耐药率虽然低但有上升趋势,美罗培南由 2.6% 上升至 4.6%,亚胺培南由 1.7% 上升至 4.5%;肺炎克雷伯菌对头孢曲松的耐药率大于 50%,对碳青霉烯类耐药率快速上升,美罗培南由 13.1% 上升至 30.9%,亚胺培南由 12.6% 上升至30.4%。

## 三、医院获得性脑膜炎的危险因素

发生医院获得性脑膜炎的主要危险因素包括过去1 个月内神经外科手术或头部创伤、使用神经外科装置(如脑室引流)或者脑脊液漏、伤口感染以及围手术期使用糖皮质激素有关。对于复发性细菌性脑膜炎的危险因素与初次发作类似,包括脊髓、脑或内耳的解剖缺陷,颅底骨折或手术造成的获得性缺陷,脑膜旁感染,或者免疫缺陷。

## 四、诊断及耐药菌感染的危险因素

细菌性脑膜炎的临床诊断需根据典型的临床症状、体征、诱发因素和脑脊液检查结果。其中脑脊液检查是诊断细菌性脑膜炎的主要实验室依据,若腰穿压力升高,脑脊液中白细胞总数明显增多,以中性粒细胞为主者,约 60%~90% 患者的脑脊液涂片和培养可呈阳性结果。颅脑外伤或进行颅脑手术者,出现发热、头痛、神志改变、脑膜刺激征、脑脊液压力升高、白细胞总数显著增多,结合脑脊液涂片和培养的结果,细菌性脑膜炎诊断可基本确立。

病原学诊断依赖于脑脊液涂片、培养分离出相应病原菌。脑脊液(cerebrospinal fluid,CSF)涂片革兰氏染色是一种快速、准确鉴别致病菌的方法。细菌革兰氏染色的检出与 CSF 中细菌浓度有关,当浓度≤1×$10^3$CFU/ml 时革兰氏染色阳性率为 25%,当浓度为 1×$10^3$~1×$10^5$CFU/ml 时革兰氏染色阳性率为 60%,当浓度≥1×$10^5$CFU/ml 时革兰氏染色阳性率为 97%。通过细菌离心技术,革兰氏染色细菌发现率可升高近百倍。革兰氏染色细菌的检出率还与致病菌种属有关,革兰氏阴性菌阳性率为 50%。革兰氏染色用于诊断细菌性脑膜炎,具有快速、价廉、特异性高等特点;然而,对已经使用了抗菌药物的患者,革兰氏染色的阳性率不到20%。

产 ESBL 菌株感染的危险因素:年龄大于 65 岁、女性、医疗保健相关感染、肝硬化、阻塞性尿路疾病、使用抗菌药物尤其是使用第三代头孢菌素和喹诺酮类、入住护理机构。

CRE 感染的危险因素:神经外科手术;留置腰大池或脑室外引流;机械通气;暴露于抗菌药物,尤其是碳青霉烯类、第三代头孢菌素、氟喹诺酮类和万古霉素;全身一般情况差;长期住院及入住 ICU。

## 五、治疗

### （一）细菌性脑膜炎的治疗原则

1. 选用易透过血脑脊液屏障的抗菌药物 细菌性脑膜炎的治疗效果，首先取决于抗菌药物能否透过血脑脊液屏障，药物的通透性与脑膜炎症程度密切相关，当脑膜有明显炎症时抗菌药物透过血脑脊液屏障的浓度明显增加，而随着炎症的逐渐消退，进入脑脊液的药物随之减少，因此，脑膜炎患者病情好转后不应立即减少药物剂量，应保证脑脊液中有足够的药物浓度。抗菌药物的血脑脊液屏障的通透性尚与药物的本身的特性如脂溶性、分子大小、血清蛋白结合率、pH 等因素有关。

2. 选用杀菌剂 由于脑膜感染发生在人体防御功能薄弱的区域，血脑脊液屏障的存在和淋巴系统的缺如使体液免疫和细胞免疫功能显著低下，且缺乏特异补体和抗体，因此宜选用对病原菌有杀菌作用的抗菌药物。临床研究表明革兰氏阴性菌脑膜炎用抑菌剂治疗效果不佳。

3. 制订最佳的治疗方案 β- 内酰胺类、氨基糖苷类药物给药后脑脊液中的药物峰浓度超过病原菌最低杀菌浓度（MBC）的 10~20 倍时方可达到迅速杀菌作用，应静脉给药以使脑脊液中抗菌药物达到足够浓度。

4. 根据药代动力学 / 药效动力学特点选用抗菌药物 β- 内酰胺类属时间依赖性抗菌药物，应大剂量多次静脉给药，务必使脑脊液中药物浓度较长时间超过药物对致病菌的 MBC，氨基糖苷类、氟喹诺酮类则每日 1 次给药。

5. 局部给药应尽量避免 局部给药包括鞘内及脑室内给药。由于许多抗菌药物能较好地透过血脑脊液屏障,局部给药可导致严重的中枢神经系统毒性反应,故很少有必要进行局部给药。治疗耐药菌引起脑膜炎有时选用抗菌药物很有限,如药物脑膜通透性较差,可辅以局部给药。如表5-2所示。

表5-2　成人抗菌药物每次局部给药剂量

| 抗菌药物 | 每日用量 |
|---|---|
| 多黏菌素 B | 5mg,幼儿每日 2mg |
| 黏菌素 | 10mg,每日 1 次;或 5mg,每日 2 次 |
| 庆大霉素 | 1~8mg,一般婴幼儿日剂量 1~2mg,成人 4~8mg |
| 妥布霉素 | 5~20mg |
| 阿米卡星 | 5~50mg,常用日剂量为 30mg |

注:每次剂量以 2ml 注射用水稀释后行鞘内注射,注射时反复以脑脊液边稀释边缓慢注入。

6. 疗程　需根据患者临床治疗反应决定疗程,通常需治疗至脑脊液常规、生化恢复正常,细菌涂片及培养阴性。革兰氏阴性菌脑膜炎复发率高,疗程至少3周。

（二）细菌性脑膜炎的经验治疗

医院获得性脑膜炎如免疫缺陷者或颅脑手术后发生的脑膜炎,最可能由革兰氏阴性菌如不动杆菌属、铜绿假单胞菌、克雷伯菌属、肠杆菌属、大肠埃希菌等引起,经验治疗可选用头孢他啶或头孢吡肟等联合氨基糖苷类;也可选用美罗培南,必要时联合氨基糖苷类。β- 内酰胺类药物过敏者亦可选用喹诺酮类联合氨基糖苷类。

（三）耐药革兰氏阴性菌脑膜炎的病原治疗

详见第四章"耐药革兰氏阴性菌感染的病原治疗"。替加环素、黏菌素、头孢哌酮 - 舒巴坦及氨基糖苷类在体外对多种多重耐药革兰氏阴性菌具有良好的活性,但难以透过血脑脊液屏障,使用时应与其他抗菌药物联合应用,黏菌素及氨基糖苷类可局部应用。碳青霉烯类耐药肠杆菌目细菌体外对磷霉素具较高的敏感性,但缺乏临床资料。

▶ **参考文献**

［1］PELEG AY,HOOPER DC. Hospital-acquired infections due to gram-negtive bacteria. N Engl J Med,2010,362（19）:1804-1813.

［2］ENNE VI,PERSONNE Y,GRGIC L,et al. Aetiology of hospital-acquired pneumonia and trends in antimicrobial resistance. Curr Opin Pulm Med,2014,20（3）:252-258.

［3］SRIHAWAN C,CASTELBLANCO RL,SALAZAR L,et al. Clinical Characteristics and Predictors of Adverse Outcome in Adult and Pediatric Patients With Healthcare-Associated Ventriculitis and Meningitis. Open Forum Infect Dis,2016,3（2）:ofw077.

［4］ROGERS T,SOK K,ERICKSON T,et al. The comparison of Gram-positive and Gram-negative healthcare-associated ventriculitis and meningitis in adults and children. Intensive Care Med,2020,46（1）:128-131.

［5］KOURBETI IS,VAKIS AF,ZIAKAS P,et al. Infections in patients undergoing craniotomy:risk factors associated with post-craniotomy meningitis. J Neurosurg,2015,122（5）:1113-1119.

［6］HASBUN R. Central Nervous System Device Infections. Curr Infect Dis Rep,2016,18（11）:34.

［7］全国细菌耐药监测网.全国细菌耐药监测网2014—2019

年脑脊液标本细菌耐药监测报告.中国感染控制杂志,
2021,20(1):44-52.

[8] NAU R,DJUKIC M,SPREER A,et al. Bacterial meningitis:
new therapeutic approaches. Expert Rev Anti Infect Ther,
2013,11(10):1079-1095.

[9] 朱任媛,张小江,徐英春,等. 2012 年中国 CHINET 无菌体
液细菌分布和耐药性监测.中国感染与化疗杂志,2014,14
(6):482-487.

[10] 李光辉,张婴元,胡付品,等. 2005 年至 2007 年中国
CHINET 脑脊液的分离菌及其耐药性.中华传染病学杂
志,2009,27(10):627-632.

（刘正印　王明贵）

# 第六章　耐药革兰氏阴性菌医院感染的预防与控制

## 第一节　耐药革兰氏阴性菌医院感染防控的意义和特点

### 一、国际上重点关注的耐药革兰氏阴性菌

抗菌药物耐药已经成为全球关注的医疗健康问题。2017 年 WHO 发布了亟待研究和开发新抗菌药物的优先耐药细菌清单,将临床重点关注的耐药菌分为紧急(critical)、高(high)和中(medium)三个优先级别,其中紧急级别均为革兰氏阴性菌,包括碳青霉烯类耐药鲍曼不动杆菌(CRAB)、碳青霉烯类耐药铜绿假单胞菌(CRPA)、碳青霉烯类耐药肠杆菌目细菌(CRE)和产 ESBL 的肠杆菌目细菌。2019 年美国 CDC 发布《抗菌药物耐药性威胁报告》,根据健康影响、经济影响、发病率、预计 10 年后发病率、传染性、有效抗菌药物的可获得性和预防难易度等 7 方面因素,列出 18 种耐药菌,并分为"紧迫""严重"和"关注"3 个威胁级别。18 种重点耐药菌中革兰氏阴性菌占 8 种,其中"紧迫"级 1 种,即 CRE;"严重"级 7 种,包括 3 种医院感染常见病原菌,依次为多重耐药不动杆菌、产 ESBL 的肠杆菌目细菌、多重耐药铜绿假单胞菌。"紧迫"级耐药菌危害很大,具有广泛传播的潜能,必须引起密切关注,早期发现并限制其传播。"严重"级耐药菌有显著危害,如果不进行检测和预防,其危害会增加,可

升级为"紧急"威胁。需要注意的是,原来的肠杆菌科(Enterobacteriaceae)已通过基于遗传背景的进化分析被划分了几个科,而临床较为常见的摩根菌、变形杆菌、普罗威登斯菌被划归为新建立的摩根菌科,而沙雷菌归为新建立的耶尔森菌科。因此,以上耐药细菌清单中所提的肠杆菌科细菌应被理解为肠杆菌目细菌(Enterobacterales)。

## 二、国内重点关注的耐药阴性菌

目前国内重点关注的耐药革兰氏阴性菌为三种耐碳青霉烯细菌,即 CRE、CRAB 和 CRPA,我国医疗机构均应对其开展监测和积极防控。其中 CRE 中最常见的是碳青霉烯类耐药肺炎克雷伯菌(CRKP),其次为耐碳青霉烯的大肠埃希菌和阴沟肠杆菌复合体。

其他值得警惕和关注的耐药革兰氏阴性菌还有:①常见于各种人群和病区的产 ESBL 肠杆菌目细菌;②主要见于 ICU 和免疫受限患者的嗜麦芽窄食单胞菌(其对碳青霉烯天然耐药)、洋葱伯克霍尔菌复合体(其对碳青霉烯多呈现耐药)、脑膜败血伊丽莎白金菌(其对碳青霉烯及多种抗菌药物天然耐药)。这些值得警惕和关注的耐药革兰氏阴性菌常导致医院感染暴发和特定患者感染,医疗机构应依据自身耐药菌的流行特点,决定是否将其增加到重点关注的耐药菌种;一旦遇有暴发和疑似暴发则应启动强化的防控措施。

## 三、耐药革兰氏阴性菌的危害

耐药革兰氏阴性菌感染治疗困难,可延长患者住院时间,增加患者的病死率,并加大对医疗卫生资源的消耗。以 CRE 中最为常见的是 CRKP 为例,我国研究发现 CRKP 感染者的死亡率为 10%~65%(常见为

30%~50%),平均延长住院时间 >20 日、平均医疗花费为无 CRKP 感染者的 4~7 倍。CRAB 感染者的死亡率为 8.3% 高于 CSAB(碳青霉烯类敏感鲍曼不动杆菌)感染者的 4.3%,平均延长住院时间 15.8 日,而平均医疗花费可达无 CRAB 感染者的近 4 倍。CRPA 感染者的死亡率为 6.8%,高于 CSPA(碳青霉烯类敏感铜绿假单胞菌)感染者的 4.7%,平均延长住院时间 5.4 日,而平均医疗花费可达无 CRPA 感染者的近 5 倍。

## 四、耐药革兰氏阴性菌防控的基础

耐药革兰氏阴性菌治疗困难,关键在于预防。开展合理、有效的防控工作需要了解这些耐药菌的感染源、传播途径和易感人群。

1. 感染源　CRE、CRAB 和 CRPA 的感染源有相同和不同之处。三类耐药菌的感染和定植者均能成为他人感染的来源。肠杆菌目细菌为人体正常菌群常见菌,主要定植于肠道和口腔;肠道定植 CRE 的患者是医院内 CRE 传播的主要来源,而且定植者常无症状,难以被发现,其导致的传播也常隐匿。因而目前推荐对 CRE 开展主动筛查。Liu Y 等人研究发现 CRE 尤其是 CRKP 也可广泛见于患者周围环境,部分 CRKP 可在 ICU 的物表上存活长达 32 日,这也提示被污染的环境可能也是患者感染 CRE 的重要来源。

鲍曼不动杆菌并非人体正常菌群一部分,CRAB 主要来源于受污染的环境。CRAB 在环境中生存能力强(但也存在显著的菌株之间的差异),部分菌株可在干燥的物体表面上存活半年。人群中仅少部分人携带铜绿假单胞菌,CRPA 的主要来源也是受污染的环境。铜绿假单胞菌易寄殖于潮湿之处和水,CRPA 常导致与水相关的医院感染暴发。除了导致感染,CRAB 和

CRPA 也可定植于患者,常见于呼吸道(尤其是有气管插管或气管切开形成开放气道者)和皮肤;这些定植者也可称为感染源,但此类定植者在传播中的角色尚未阐明,且对 CRAB 和 CRPA 尚未形成公认的主动筛查方法(包括采样点位、采样频率等),因而目前世界卫生组织指南尚未推荐对 CRAB 和 CRPA 开展常规的主动筛查,而在暴发调查时可考虑。

2. **传播途径**　医院感染病原体的传播途径主要分为接触(contact)、飞沫(droplet)和空气(airborne;也称为气溶胶,aerosol)三种。基于现有证据认为耐药革兰氏阴性菌主要是通过接触传播,包括共同直接暴露于同一感染源(如直接接触了同一感染/携带者等)所致的直接传播,感染/携带者污染其周围环境或污染了医务人员的手,可通过污染的手、污染的织物、污染的医疗设备、污染的药物、污染的各类医疗用水(如雾化用水、口腔护理用水等)等途径造成的间接接触传播。

有研究通过病房走廊进行空气采样认为 CRAB 也可能通过空气传播,走廊虽然远离病床,但患者转运、医疗设备转移、污染织物运送、医务人员等诸多因素均可能成为走廊中空气采样阳性的原因,因而空气传播未获证实。然而 ICU 中存在诸多产生气溶胶的操作(如气管插管、支气管镜检查治疗等),这些气溶胶中是否可能含有耐药菌尚值得研究。目前国内也有研究发现,CRE 感染/定植者可在很短时间内污染其床单被套等织物,而更换织物可形成扬尘,而这些扬尘可能被 3 米内的临近患者直接吸入或沉积而污染其周围环境造成间接传播。这种扬尘介导的传播也还需要深入研究以阐明其在传播中所起的作用。

3. **易感人群**　耐药革兰氏阴性菌感染难以形成持久的免疫力,因而所有人对其都易感,但感染的风险却存在极大的差异。耐药革兰氏阴性菌感染的高风险人群通常包括接受侵入性机械通气者、肠道黏膜屏障受损者(如血液病或恶性肿瘤化疗者、胃肠道手术者、胰腺炎患者)、新生儿(尤其是低体重和极低体重新生儿)、误吸风险增加者(如长时间鼻饲的昏迷或卧床患者)、长时间留置中心静脉置管或尿管者。

(宗志勇　胡必杰　陈佰义)

# 第二节　耐药革兰氏阴性菌的防控主要措施

耐药革兰氏阴性菌的防控涉及多个环节,需要多种措施并举,也就是采取集束化的防控措施,具体包括以下两个方面。①基本措施:较公认或有充足循证证据支撑,应是可在所有医疗机构中执行的措施,也是有条件有可能执行的措施;②强化措施:当基本措施采取后效果欠佳或出现暴发时可采取的措施,其循证证据可能尚不足(如去定植)或需要尚未广泛普及的设备(如过氧化氢蒸汽消毒器)或可对正常医疗造成极大影响(如关闭病房)。需要说明的是,基本和强化措施的划分并非绝对,每一所医疗机构都应依据自身情况制定出个性化的基本和强化措施划分。例如,很多中小医院没有条件开展 CRE 的主动筛查,因而在本部分内容中将其列入强化措施;但对于有条件的医院,主动筛查可能开展了多年,已成为这些医院的基本防控措施。

面对耐药革兰氏阴性菌,医务人员更应端正态度、有自省精神。现有研究已清楚表明绝大多数临床所面对的耐药革兰氏阴性菌并非由别的医院带入,而是在本医疗机构中获得。当诊治的患者中有多例耐药革兰氏阴性菌感染/定植时,应思考为什么这些患者会获得耐药菌。比如抗菌药物使用是否合理? 是否忽视了侵入设备的移除? 手卫生依从性是否提高? 还有哪些改进之处?

## 一、耐药革兰氏阴性菌防控的基本措施

基于循证证据的国内外指南所推荐的基本防控措施可以归纳为两监测(患者监测和环境监测)、两卫生(手卫生和环境卫生)和两隔离(患者隔离安置和对其采取接触隔离预防措施)。基于常识,教育培训和医院行政支持也是包括耐药革兰氏阴性菌在内的各类病原体感染防控的基本措施。基于防控实践经验,基本措施还包括抗菌药物管理、缓解病室内拥挤和保持尽可能宽的床间距、缩短患者住院时间、尽早移除侵入性设备(尤其是有创呼吸机)等。

1. 患者监测　患者监测包括感染病例监测(即监测发现已经发生感染的病例)和主动监测(即监测发现尚未发生感染的耐药菌定植者或者是否发生感染尚不明确的病例)。感染病例监测是医院感染防控的基本要件,监测可发现感染病例,也可发现趋势和暴发,以便早发现、早干预。常见的监测手段有:①医院感染专职人员的综合性监测和目标性监测,目前采用信息化监测系统进行监测已日益普及;②临床微生物室基于临床标本检测结果的监测;③临床医师的病例报告等。监测的关键还在于进行深入的分析,以发现可能的趋势。主动监测见强化措施部分。

2. 环境监测　环境监测有助于发现环境污染的范围以指导执行环境卫生,并评估环境卫生的执行效果。常见的方法是:①环境采样培养或采样后行特定耐药基因(如 $bla_{NDM}$ 和 $bla_{KPC}$)的 PCR 检测,监测环境

污染和环境卫生执行情况,可定量、可明确具体污染的菌种类型,但其出结果时间较长且成本较高;②用荧光等指示剂监测环境卫生执行情况,简便直观,但不能确定污染的菌种;③用 ATP 监测,快速、可立即出结果、可定量,但不能显示污染是否来自于活的微生物。

3. 手卫生 按 WHO 要求,医院工作人员在进行临床工作时需要进行手卫生的 5 个时机为:①接触患者前;②无菌操作前;③接触患者后;④接触患者体液、分泌物后;⑤接触患者周围环境后。在以上 5 个时机的基础上应多做手卫生,例如离开诊疗区域到办公区域、接触病室门把手等高频接触易被污染的表面、使用公用电脑键盘鼠标后等都应做手卫生。

手卫生方法主要分为洗手和含醇速干手消毒液(ABHR)擦手两种。医疗机构应配备充足的洗手设施和手消毒液,特别是耐药菌易流行重点病区(如 ICU 和新生儿室)。在以下情况之一时应采用流动水洗手:①在手上有肉眼可见的污染(如体液或分泌物);②接触体液、血液、分泌物、黏膜后;③护理腹泻患者后。其他情况下洗手和擦手均可,但擦手更为便捷,更易被执行。

除了洗手和擦手,还应注意避免用手接触口、鼻、眼等处黏膜(如避免揉眼、挖鼻等)。

4. 环境卫生(环境物表与设施的清洁消毒) 良好的环境卫生有助于降低耐药革兰氏阴性菌的环境污染。其中尤其强调清洁,清洁是消毒的基础,而且认真清洁后可有效移除处于游离状态的微生物,但对于形成菌膜的微生物通常需要进行消毒予以杀灭。在医疗中常见的环境卫生方式是湿式擦拭,主要使用毛巾等织物和含氯制剂作为消毒剂(常用浓度为 400~700mg/L)。但现在含消毒剂的多种湿巾更为方便,更易被接受。耐药革兰氏阴性菌对抗菌药物耐药,但并不对常用的消毒剂耐药。针对耐药革兰氏阴性菌感染/定植患者的环境物表和使用设备无须增加消毒剂浓度,而是增加清洁消毒的频率(如从原每日一次增加至每日三次)。需要特别注意高频接触物品与设备表面(如门把手、开关、遥控板、呼叫器、饮水机按钮、呼吸机面板、监护仪按钮、微泵表面等)、卫生间、可复用的侵入性器械(如ICU中常用的纤支镜)等的清洁(清洗)消毒。对于耐药革兰氏阴性菌感染/定植患者转科或出院时应进行严格的终末消毒,并鼓励监测终末消毒的效果。使用非手触的消毒仪器(如过氧化氢蒸汽消毒器)进行全方位消毒和对特定设施(如水槽)的清洁消毒见“二、耐药革兰氏阴性菌防控的强化措施”。

环境卫生还包括尽可能避免物品在患者之间共用。物品共用若难以避免,则应强调保持清洁,遇污染及时清洁消毒,无污染时也宜定期(如每日1次)进行清洁;而且对于感染高风险尤其是感染后预后差的患者更应强调尽可能避免物品共用。

5. 患者隔离安置  通常推荐对CRE、CRAB、CRPA患者采取单间隔离;在我国的医疗机构中执行单间隔离的难度大(常因为单间数量少),如果单间有限,可按“CRKP—其他类型CRE—CRAB—CRPA”的优先顺序依次安排单间隔离。除了菌种之外,还应考虑依据患者传播风险,设置优先排序,例如有产生大量分泌物或腹泻的患者宜优先分配到单间隔离。如果无条件执行单间隔离,则可将耐药菌感染/定植患者与感染同一种病原体的患者集中隔离(注意虽然都是CRE,但CRKP与耐碳青霉烯大肠埃希菌并非同种)。确实无条件执行单间和集中隔离时,方可考虑我国常见的“床旁隔离”。“床旁隔离”常带来心理安慰,但尚无充分证据表明其确实有效。如果必须要执行"床旁隔离"时,需要尽可能将需要隔离的患者放置到房间角落,并适当增大其与其他患者之间的床间距。

何时解除隔离在学术上一直有争议。我国《医院隔离技术规范》(WS/T 311—2009)规定对耐药菌感染者隔离至临床症状缓解或治愈,但耐药菌定植者的隔离期限未明确。2018年美国医疗保健流行病学学会(The Society for Healthcare Epidemiology of America,SHEA)基于目前有限的研究提出:对CRE感染/定植者通常需要在其已知CRE定植或感染病史距今已至少6个月(不是指本次住院,而是患者整个疾病史),且至少2次肛拭子筛查阴性方考虑解除隔离,否则应在整个住院期间均保持隔离。SHEA并未针对CRAB和CRPA提出解除隔离的标准。对于CRAB和CRPA定植者目前可考虑在整个住院期间隔离。

6. 接触隔离预防　接触隔离患者应戴手套,戴脱手套前后需要对手部进行清洁,保证手部卫生,进行操作时应穿隔离衣。接触隔离预防措施形成物理阻隔(屏障),从而降低完整皮肤被污染而间接将耐药菌传播给他人的风险。此外,对隔离患者的物品(如血压计、体温仪、听诊器、输液泵、监护仪等)尽可能做到专人专用,若做不到专人专用(如轮椅、推床等)则应一用一消毒。耐药菌感染/定植者应尽可能为专人护理。

7. 教育培训　医疗机构应定期开展教育培训,覆盖所有工作人员,并依据其职业背景设计培训内容。现在证据表明单纯说教式教育培训(如讲座)效果欠佳,应依据医疗机构自身特点认真设计教育培训。可以采取以下方式:①可定期召开多学科合作讨论会议;②结合感染病例和对其系统性追踪发现的问题进行针对性的培训;③采用壁报、宣传册等多种形式,对患者、患者陪伴人员、探视者开展耐药菌防控的宣传、教育，内容包括多重耐药菌的危害、传播方式、基本的防控措施（手卫生、接触隔离、环境清洁等）等。

8. 医疗机构的行政支持　医院感染防控需要投入人力、消耗资源、并会对很多习以为常的临床行为和管理流程予以纠正或提出质疑，这就需要医疗机构提供充分和强有力的行政支持，通常包括：①配备充足的人力（包括配备充足的医院感染专/兼职人员、临床一线工作人员、工勤人员等）；②提供充分和可及的防控物资（如手卫生设施、个人防护用品、消毒器械、安全注射器具等）；③依据国家规定改造布局流程和提供防控所需的充足空间（如单间、避免拥挤等）；④配置及时更新的信息系统；⑤组织多学科合作；⑥对医院感染防控工作充分授权等。

9. 抗菌药物管理　抗菌药物的使用对细菌带来选择性压力（生存压力）而诱导细菌对其耐药或筛选出菌群原已存在耐药菌株。人体正常菌群是预防耐药菌定植和感染的屏障，抗菌药物的使用可对人体正常菌群产生严重的干扰，这就为耐药菌的定植及其后过度生长创造了有利条件。抗菌药物的不合理使用是造成耐药菌定植、感染和传播的重要危险因素。这就需要开展抗菌药物管理，减少不必要的抗菌药物使用。抗菌药物管理包括多种措施，如抗菌药物分级管理和处方权分级授权、前瞻性督查和反馈、事后督查和反馈（如处方点评）、制定本机构的抗菌药物使用指南、使用信息系统支撑临床决定、强制评估使用必要性（如通过系统，48 小时后自动停止抗菌药物）等。

10. 缓解拥挤　拥挤可增加患者间的直接接触或间接接触（如共用物品），加大环境物体表面和室内空气污染可能性，也可增加飞沫、扬尘等介导传播的风险。拥挤也会使工作人员的工作负荷加重,导致人力资源配置相对不足。缓解拥挤是整个医院感染防控的基本措施,但却常被忽视。医疗机构、病区管理者以及医务人员均应充分认识拥挤所带来的极大风险,调整观念,通过严格评估住院指征、尽可能避免加床、充分调动全院资源、增加患者间的床间距、减少陪伴等多种举措缓解拥挤。

11. 缩短住院时间　患者的住院时间是医院感染发生的主要危险因素之一。我国有研究发现 CRE 从肠道定植到发生临床感染的中位数时间为 10~12 日。尽可能缩短患者住院时间尤其是在 ICU 等感染好发的重点病区的住院时间将能显著降低患者在医院内获得耐药菌的风险。可以通过多学科医师早期介入、每日评估在重点病区(如 ICU、新生儿)停留必要性、建立次级监护室、构建分级医疗体系中通畅的下转通道等多种手段缩短住院时间尤其是重点病区的住院时间。

12. 尽早移除侵入性设备　CRAB 和 CRPA 与侵入性机械通气密切相关,CRKP 也常见于有侵入性机械通气患者,这就提示对开放气道需要重点关注。可通过严格掌握指征、每日评估留置必要性和去除可行性(如针对气管插管机械通气进行自主呼吸实验 SBT)等手段减少侵入性设备的留置时间。其他类型的侵入性设备,如尿管、中心静脉置管,也应每日评估尽早移除。

## 二、耐药革兰氏阴性菌防控的强化措施

1. 主动监测　主动监测(也称为主动筛查)是防控方面的研究热点。目前主动监测仅被推荐用于对特定人群筛查 CRE。按 WHO 指南可考虑的特定人群包括之前有 CRE 定植 / 感染者、与 CRE 定植 / 感染者有接触者、收入到 CRE 高流行率病房(如 ICU)的患者

和曾在 CRE 高流行区住院的患者。但其中有较多含混之处,在我国实际操作中,各医疗机构应依据自身的 CRE 流行情况,确定需要筛查的特定人群。例如,某医院中有多个类型不同的 ICU,其中某 ICU 中存在 CRE 的持续传播或病例数较多(依据自身前后流行情况对比确定),则可考虑对收入该 ICU 的患者开展入科时主动筛查和在科时定期筛查(如每周 1 次);某医院中 CRE 主要见于血液病房,则可针对该病房的患者进行筛查;某医院其 CRE 主要来自外院转院患者,则可针对主要来源地区或医院转院而来的患者进行筛查。

在开展暴发调查时也可考虑对 CRAB 和 CRPA 进行主动筛查,通常采集痰等呼吸道标本。

2. 去定植 使用含氯己定的制剂进行皮肤清洁消毒(如擦浴)而可能对皮肤上定植细菌有一定的清除作用,但其对耐药阴性菌去定植效果却研究相对较少,效果也不同一。

近 20 年来,欧洲(主要是荷兰)的多中心随机对照研究发现,在耐药菌的低流行区,选择性口腔去污染(selective oropharyngeal decontamination,SOD)和选择性消化道去污染(selective digestive decontamination,SDD)能显著改善 ICU 患者的预后。SOD 通常使用含有妥布霉素、多黏菌素 E 和两性霉素 B 糊剂作用于口咽部去定植;而 SDD 在 SOD 的基础上同时鼻饲含有这 3 种抗菌药物混悬液并加上 4 日的静脉给头孢菌素(通常为头孢噻肟)。然而,SOD 和 SDD 是否适用于耐药菌高流行区,以及对诱发耐药或筛选耐药菌存在极大担忧,目前尚未成为共识。

口服庆大霉素、多黏菌素 E、新霉素等不吸收的去定植抗菌药物,单用或联合均显示能有效去除 CRE 肠道定植。粪便移植也未证明对 CRE 去定植有效。个案报道提示噬菌体可有效去除 CRE 定植,但其需要更多病例验证,而 CRE 菌株也很容易对噬菌体获得抵抗。

3. 强化的环境消毒　不依赖于人的环境消毒方式可实现全方位消毒、有助于克服依从性低的顽疾,近年来快速发展,有多种新的消毒方式和消毒器械问世。目前主要是过氧化氢蒸汽消毒器和基于高强度紫外灯的消毒仪,这样的消毒器械已经智能化,称为消毒机器人。这些不依赖人工的消毒器械已成为环境消毒的趋势,但目前尚未大规模普及,其消毒作用能否转化为更低的耐药菌传播还需要更多的验证。更关键的是消毒的前提是清洁,这些消毒器械尚不能替代人工的清洁工作。

4. 停止患者转入转出和关闭病区　如果采用以上的防控措施后,耐药菌仍不能有效控制,出现暴发,且暴发涉及范围蔓延,则应考虑停止所涉及病区的患者转入(停止接收新患者)和转出(不转到其他病区或其他医院;如果符合出院标准,可出院后居家观察)。控制后,可继续暂时关闭病区,进行彻底的终末清洁消毒。

总之,革兰氏阴性菌感染的防控反映了医疗机构的整体管理水平、医疗技术水平和医疗质量安全水平,也反映了医务人员个人的敬业心、严谨程度、专业能力和卫生习惯等。防控不仅仅是专业技术问题。医务人员还应强调预防优先的理念,不断强化自身的敬业心、严谨度、专业性,在工作中尽一切可能执行以上的防控措施,保障患者和自身的安全。

▶ **参考文献**

[1] 国家卫生健康委员会. 医疗机构感染预防与控制基本制度(试行):国卫办医函〔2019〕480 号(2019-05-13)[2022-03-31].

http://www.nhc.gov.cn/yzygj/s7659/201905/d831719a5ebf450f991ce47baf944829.shtml.

［2］国家卫生健康委员会.多重耐药菌医院感染预防与控制技术指南(试行):国卫办医政发(2011)5号(2011-01-26)［2022-03-31］.http://www.nhc.gov.cn/cms-search/xxgk/get-ManuscriptXxgk.htm? id=50487.

［3］中华预防医学会医院感染控制分会等.中国碳青霉烯耐药革兰氏阴性杆菌(CRO)感染预防与控制技术指引.中华医院感染学杂志,2019:29:2075-2080.

［4］黄勋,邓子德,倪语星,等.多重耐药菌医院感染预防与控制中国专家共识.中国感染控制杂志,2015:1-9.

［5］World Health Organization. Guidelines for the prevention and control of carbapenem-resistant *Enterobacteriaceae*, *Acinetobacter baumannii* and *Pseudomonas aeruginosa* in health care facilities. Geneva, Switzerland 2017.

［6］TACCONELLI E, CATALDO MA, DANCER SJ, et al. ESCMID guidelines for the management of the infection control measures to reduce transmission of multidrug-resistant Gram-negative bacteria in hospitalized patients. Clin Microbiol Infect, 2014, 20 (Suppl1): 1-55.

［7］BANACH DB, BEARMAN G, BARNDEN M, et al. Duration of Contact Precautions for Acute-Care Settings. Infect Control Hosp Epidemiol, 2018, 39: 127-144.

［8］JIA H, LI W, HOU T, et al. The Attributable Direct Medical Cost of Healthcare Associated Infection Caused by Multidrug Resistance Organisms in 68 Hospitals of China. Biomed Res Int, 2019, 7634528.

［9］ZHEN X, STALSBY LUNDBORG C, SUN X, et al. Clinical and Economic Burden of Carbapenem-Resistant Infection or Colonization Caused by *Klebsiella pneumoniae*, *Pseudomonas aeruginosa*, *Acinetobacter baumannii*: A Multicenter Study in China. Antibiotics (Basel), 2020 Aug 13, 9 (8): 514.

[10] ZONG Z, WU A, HU B. Infection Control in the Era of Antimicrobial Resistance in China: Progress, Challenges, and Opportunities. Clinical Infectious Diseases, 2020, Dec 23, 71 (Suppl 4): S372-S378.

[11] LIU Y, ZHANG X, CAI L, et al. Enhanced survival of ST-11 carbapenem-resistant *Klebsiella pneumoniae* in the intensive care unit. Infection Control & Hospital Epidemiology, 2020 Mar 23, 41: 740-742.

（宗志勇　胡必杰　陈佰义）